医务社会工作案例
重症儿童救助手册

北京春苗慈善基金会 主编

CASE STUDIES
IN MEDICAL SOCIAL WORK

Handbook on Relief for
Children with Serious Illness

中国人民大学出版社
·北京·

编　委　会

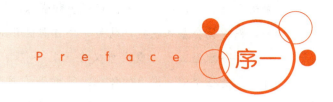

Preface 序一

　　我是刘东，一位普通的心脏外科医生，同时也是北京春苗慈善基金会（简称"春苗基金会"，原北京春苗儿童救助基金会）的理事长和创始人。我一直都在努力推动中国医务社会工作的发展，主要是源于内心的一个认知：医务社会工作的意义是提升中国社会的文明程度。

　　医务社会工作旨在解决由疾病引起的社会问题。目前中国社会中因病返困、医学伦理障碍、看病难看病贵、医患矛盾、疾病暴发等社会问题，把医务社会工作推至社会关注的前沿。其中因病返困和疾病暴发是与社会文明程度相关的议题。

　　因病返困是导致社会稳定性下降的因素之一。如何使这些家庭走出所面临的困境？在政府的救助无法全面覆盖的时候，医务社会工作者（以下简称"医务社工"）作为重要且高效的补充力量，应参与这些社会问题的解决。医务社工可以让这类陷入困境的人群感受到社会的温暖，感受到仍有很多人在关注和帮助着他们，他们自己也就不会轻言放弃，而是努力发掘出自身的能量和资源，在医务社工的帮助下走出困境。一个社会的文明程度，取决于社会对弱势群体的态度。我国的医务社工通过关心和帮助这类人群，提升了整个中国社会的文明程度。

　　疾病暴发会给予社会和家庭极大的打击，大量致病的危险因素来自社会变迁所导致的环境和生活方式改变，所以疾病暴发并不是单纯的医疗问题，也是社会问题。衡量社会文明程度的标准之一就是人民的基本权益能够得到保障，而人民最基本的权利就是生命健康权。医务社工主要在这个领域进行工作，通过导入医疗资金和资源，提高全民的健康素养和健康水平，保障社会基本权益，从另一个方向提升中国社会的文明程度。

医务社会工作的重大意义在于其不仅有利于整个社会文明程度的提升，也是社会治理能力的体现。习近平总书记提出要提高社会治理能力，国家近年来也出台了一系列的相关政策和法规，如三甲医院设立医务社工部等。专业医务社会工作的开展，就是提高社会治理能力的重要举措。

目前的中国，存在很多由医疗和健康问题引起的社会问题，此时便需要专业的医务社会工作者发挥自身的重要作用。但中国的专业医务社会工作发展缓慢，其中的一个重要原因是从业者缺乏实务工作的经验，也缺乏熟悉实务工作的医务社工督导。大量的社会工作学员没有得到实践机会，只是在书本上学习了理论知识。这样的学员毕业后在实践工作中会遇到很多问题，受到许多打击，他们急需实务督导，急需专业的辅导和资源支持。在这一背景下，春苗基金会将十年来的救助工作和案例做了总结归纳，从九个方面呈现出完整的救助流程、工作方法。书中每一个案例的撰写都有着标准化结构，分别从案例背景、案例简介、接案与预估、理论与实务模式应用、服务计划、服务过程、结案与评估、专业反思八个方面，给出了实务示范。我希望这本书的出版，可以为医务社工服务的落地做出贡献，为发展适合中国国情的专业医务社会工作做出贡献，为提升中国的社会文明程度和社会治理能力做出贡献。

在此，我还想分享三个关于救助和医务社工的故事，期待诸位在其中各取所需。

2007年的一天，我在出心脏外科的门诊，遇到了一个法乐式四联症患儿，那年他5岁，手术指征很明确，但需要交5万元住院押金才能安排入院手术。家长告诉我因为这几年到处奔波给孩子看病，现在已欠款8万元。贫困和偏远地区信息闭塞，人们的就医效率低，大量的时间和资金花费在了就医的路上，如何找到适合的医院对他们来说是个重大且困难的问题。如果那时候他们能早一些接触到医务社工，就能制定出一个更合理的方案，这将会是一个不同的故事。这件事让我在成立春苗基金会的第一天就设立了医务社工部门，来协助救助部门完成工作。

2008 年的一天，我遇到一个从福利院转来的孩子，患有复杂先天性心脏病（简称"先心病""先心"），需要约 8 万元的手术费用。我们几个人发动力量帮他找这笔资金，并将手术安排在 15 天后。我们这些只知手术的医生，对 2008 年的世界金融危机没有认知，在为这个孩子募集手术费用的时候处处碰壁。最终我们没有实现找到 8 万元的目标，孩子在手术前一天因为手术费的问题出院等待了。3 个月后，当我们终于凑齐了 8 万元的时候，却收到了孩子已经去世的消息。如果我们当时有专业的医务社会工作者建立的紧急资金渠道和资金池，那么这将是另外一个故事。这件事让我们决定成立春苗基金会，只是为了实现一个愿望——不想再看到有孩子因为资金问题而离去。这个孩子的名字叫小苗，我当时用手机给他拍摄的照片一直存在我的手机相册里。

2019 年我在医务社工的全国巡讲中遇到一个学员，他提出的问题在我从医的二十多年间一直存在："当医疗行为未能达成目标时应该如何处理好医患关系？"医患关系是指以医护人员为一方，以患者及其社会关系为另一方的在医疗诊治过程中产生的特定人际关系。现代医学的高度发展扩充了这一概念的原有内涵："医"已由医生、医学团队扩展为参加医疗活动的医院全体职工；"患"也由单纯的求医者或患者扩展为与之相联系的社会关系，例如家属、单位同事甚至朋友。我在行医的过程中，曾遇到过重症患者在手术后因为并发症去世，有的家属对我们很感激，有的家属却觉得治疗过程有问题。作为医生，我可以在和同事讨论病例的时候讲清目前医疗的局限，例如即使是我常使用的人工心脏技术，也存在着很多无法克服的困难。但是面对患者家属时，我却不能只做医生的工作，还应该考虑社会和人文关怀。如果医院设有医务社会工作系统，就会给医生和家属带来极大的支持和帮助，缓解紧张的医患关系。

这些事让我成为中国社会工作联合会医务社会工作专业委员会的常务副主任，和同事们一起，制定医务社工的服务标准指南，和中国的医务社工们一起成长。2020 年，春苗基金会已经成立十年，我们已经帮助了 2 万多个患儿及其家庭。春苗基金会的医务社会工作部门在救助中蓬勃发展，做出了巨大的贡献；多本手册的出台，为广大医务社工的实务工作做出了示范，帮助他们成为行业中优秀的一员。

在本书编写完成之后，为了确保内容的准确性以及符合专业性的要求，中国人民大学社会与人口学院社会学系隋玉杰副教授在百忙中抽出时间帮助我们对书稿整体进行了审阅，提出了诸多宝贵建议，在此对隋教授的工作致以诚挚的谢意。中国人民大学出版社盛杰老师一直耐心细致地对书稿，尤其对其中的案例编写工作给予指导。在此非常感谢大家的大力支持，是所有人的共同努力让本书得以顺利出版。

特以此三个真实故事为序，希望此书能帮助到所有有志于此的人们，以我们的经验作为踏脚石，继续前进。

北京春苗慈善基金会理事长

北京和睦家康复医院外科心脑康复专家

北京安贞医院前心脏外科副主任

刘东

2021 年 6 月

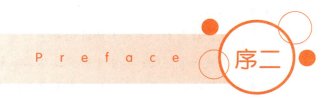

十年时光，可以让一个孩童成长为一个少年，也可以帮助一群社工初步摸清自己所服务群体的面貌。

2010年，我和刘东医生一起创办了北京春苗慈善基金会，我们希望基金会能够服务于最弱势的人群——患病儿童，因为患病儿童如无家庭可以依赖，也无任何社会服务团体可以依靠，他们的境遇会比成人更加悲惨。

最开始的时候，我们就决定，春苗基金会要用医务社工的服务方法开展救助服务。这个决定让春苗服务团队开始了历经九九八十一难求取真经的十年：究竟什么是兼顾爱与专业的社会工作服务？究竟怎样的医务社工服务才是在中国社会环境下、福利制度下、医疗系统内真正需要的医务社工服务？

最初的医务社工大都是非科班出身，其中也包括我，我们有着满心的爱，想帮助有需求的孩子。我们一直都在勇敢地探索：如何在医院内和医生合作共同服务于患者；在患者因为资金来不了北京或者不知道如何求医时，如何发动志愿者（专业医疗志愿者、筹款志愿者、服务志愿者等）来筹集各种资源帮助这些患者完成治疗；如何在服务中做好医患之间的桥梁；如何在服务中让患儿家庭感受到关怀和温暖；如何真正成为医护团队的合作者。但是"什么是专业的医务社工服务"这个问题，很多时候如一座高山横在我们心中，对专业的敬畏感让我们总在谨慎地走着一步又一步，常担心会好心办坏事——患者依赖我们，我们的服务却对他们造成了更多的伤害。

所幸，后来有越来越多的社工专业毕业的学生成为春苗的社工。然而这带来了另一个问题：书本上的专业社工服务真的适合中国国情吗？很多患者有需求，但是书本上好像从来没有讲过该如何针对这些具体需求开展工作，如网络筹款、帮助事实孤儿入院、用合适的投诉方式帮助家庭拿到应有的医疗报销等。这个时候，一个名词冒了出来：专业主义。我们是否过于拘泥于专业性了？社会工作专业本身是舶来品，它在中国的社会结构下，能够发展出什么样的服务？其理论体系中哪些才是值得我们借鉴和学习的？

2018年，春苗重整了自己的医务社工团队，重思"爱与专业"的服务原则：爱为本，专业为用。这个原则下，春苗的团队更深入地推行"产-教-研"的服务发展战略，一切从患者真实需求出发，以解决问题为社工服务的指导方向，以爱人之心为本，借鉴可借鉴的多种社工服务理论和视角，尽最大可能服务于服务对象及其家庭。

春苗在救助孩子的路上，从一个又一个救助开始，到更好地为孩子服务，再到更多更好地为孩子服务，需要支持同行业的其他小伙伴一起来做。同时建立并完善服务体系，向党和政府建言献策，参与政策推动。与此同时我们要用我们的真情与善意影响更多的人加入，有钱出钱，有力出力，一起做有意义的事情。

春苗救助的每一个孩子都有详细的档案记录，这本书集结了春苗十年来探索出的服务流程和典型救助案例，涉及多种不同情况，并提供了多种解决方法，非常具有可借鉴性。从本书中你可以看到春苗医务社工是如何借用多种理论和概念帮助自己的服务对象和他们的家庭，同时不失温情的。这也是春苗人内心一直秉持的"爱与专业"在日日一线工作中的真实体现。

北京春苗慈善基金会秘书长

崔澜馨

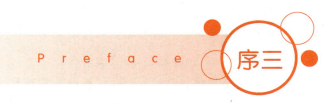

儿童是祖国的花朵，也是国家最重要的未来资源之一。大病儿童群体是春苗基金会在 2010 年成立之初就确定要服务的目标人群，现有的两大品牌项目"小苗医疗项目"和"小花关爱项目"均是为了帮助这些因为先天性原因或者出生时问题而不得不接受痛苦治疗的患儿而设立的。其中，"小苗医疗项目"主要向大病儿童家庭递送"以儿童为中心"的综合性医务社工服务，通过保护患儿家庭来提升家庭对抗重大疾病的能力，最大限度地降低疾病对患儿造成的影响。

在现在看来，非常清晰的服务目标和服务方法背后，是春苗医务社工项目团队（以下简称"春苗团队"）十年来对一线服务的思考。

2010 年春苗团队最开始组建时，看到的是复杂先心病患儿和早产儿群体因为资金问题和资源不可及而放弃治疗的情况，所以当时春苗团队以资金救助服务为主。然而随着对这个群体有了更加深入的了解，春苗团队逐渐发现这个群体的多重差异性以及需求的多元化：有刚刚出生就需要紧急转运来京治疗的 28 周以下的早产儿和罹患急症的先心病患儿，他们可能需要的是快速转运资源的调配和一路的绿色通道服务，因为孩子随时随地都可能需要急救；也有需要长期治疗和反复手术的复杂先心病患儿，他们辗转于全国各地求医，有的长达 7～8 年，做过多次手术，家人和孩子都不堪求医的重负；还有的家长在孩子求医过程中情绪崩溃无法自持。

这些孩子和他们的家庭让我们一次又一次坚信：简单的资金救助服务（患者家庭申请、基金会审核批复）远远不够，我们应该做得更多。在此，春苗医务社工们深感庆幸——我们在 2010 年开始服务于大病群体的时候，就选择多做一些，以社工工作方法来指导自己，更多关注目标人群的多元需求，而非只看到他们的资金需求。

这个群体在患病和治疗过程中需要更多的支持。生有大病让他们原本平坦的人生道路发生了颠覆性的转折，如果能够有人陪伴着他们，帮助他们更好地平复情绪，了解前方有什么以更好地做准备，在遇到问题时有人协助一起筹集各种资源和找到多种解决办法，那么这个危机会更少地影响他们对于自己人生之路的掌控感，他们从而能更加顺利地度过这个阶段。

而这样的个体差异性以及需求的多元化需要春苗医务社工们提供兼具综合性和高度个别化的服务：社会工作者需要具备基础的资源动员和资源整合能力、个案管理能力、与服务对象建立专业关系的能力和情绪支持能力，同时更需要灵活地响应每个家庭的具体需求，在这些家庭遇到危机时能够及时干预，面临不同情境和问题时能够提供个性化的、因家庭而异的社会服务。

这本《医务社会工作案例：重症儿童救助手册》对春苗医务社工十年来在救助工作中的尝试进行了总结、记录、梳理，包括经常使用的工作手法、工作文档、工作流程和一线服务经验等；收录的案例具体描述了春苗一线社工在面对不同类别的个案和情境时，如何灵活地采用多种服务理论、服务视角和技巧来个别化地提供服务以及进行相应的思考。希望这本手册能够帮助同样服务于大病儿童群体的公益行业同侪们了解春苗医务社工们在做什么，如何做的，以及他们对服务的多层次反思。这也是春苗基金会在服务发展战略上的进步的体现。

春苗基金会自成立之初一直推行"产-教-研"的服务发展战略，努力探索医疗社会工作服务本土化，希望能够发现真正适合中国国情的服务经验，在中国特色社会结构内找到适合中国场景的解决医疗社会问题的方式和方法。这本《医务社会工作案例：重症儿童救助手册》就是一次对已有的救助个案服务的经验总结。

中国社会工作专业的重建已有三十余年，但在总结一线实务经验方面仍然处于相对滞后的状态。不对一线实务经验进行总结，声音便无法被更多的人听到，只能停留在机构内部讨论之中。春苗始终认为：社会工作作为一门实务导向的专业，既需要学者们高屋建瓴地做出指导和研究，也需要一线服务团队将自己所见所得付诸笔尖、留驻纸面，可以幼稚不深刻，但求为同行者和后来者留下可研讨的议题和发端。这也是春苗召集所有一线社工奋力半年编写出这本案例集的初衷。

北京春苗慈善基金会副秘书长

杨雅

社会工作作为一种被国家认可的社会职业，其重要性越来越受到国家的高度重视，加强社会工作事业发展与专业人才队伍建设已经成为我国的重要战略部署之一。同时，社会工作在我国发展迅速，国家通过政府购买服务等方式实施了一系列社会工作服务项目，惠及越来越多的群众，各大高校也积极开设社会工作本科专业，每年培养3万余名社会工作专业人才。但各地的社会工作发展极为不平衡，许多地区的社会工作者缺乏实务经验，同时，与其他社会工作发展较早的国家相比，我国部分地区社会工作服务尚缺乏专业规范性。尤其在医疗领域，医务社工配合医疗团队发挥的整合社会资源、改善患者及其家属社会心理境况的重要功能还是没有被广泛认可，国内整体医疗照顾系统中仍旧缺乏专业的、整体性的、以"全人健康"理念介入关注和解决患者与家属的社会心理问题的服务。

虽然我国社会工作的发展已经取得丰硕成果，但与医务社会工作相关的图书却严重缺乏。在实务方面，借鉴国外经典社会工作理论的同时融入国情又具有本土特色的实务案例相对较少，适合本土的实务操作与督导相关的图书更是稀少。因此，总结和分享实践经验显得极其重要。

为了总结春苗这十年来开展的儿童医疗救助综合性服务的实践与特色，同时也为了给社会工作专业提供本土化的案例，我们集结了春苗所有一线社会工作者、主管与督导，策划了这本《医务社会工作案例：重症儿童救助手册》。

本书有以下三大特色。

第一，本书总结了春苗十年来在重症儿童救助实务领域积累的经验。针对当下中国医务社会工作实务发展的需要，尤其在紧急救助类服务与典型的短平快实务服务场域，梳理出一套完整的救助服务体系和流程。书中不仅阐述春苗救助项目的特色，还按照社会工作实务流程的要求，呈现出对医务社会工作实务的真实记录及所需的各种表格。

第二，本书所选取的每一个案例都极具代表性。案例的选取考虑到了多元性、多重需求与问题的复杂多样化，每个案例涉及的服务对象与家庭不同，对社会工作的方法、理论和实务操作经验的要求也不同。尤其是，书中浓缩了先心病患儿与早产儿群体医务社会工作实务相关领域的经典案例。

第三，本书案例皆以一个较完整的案例大纲的形式呈现。案例专注于几个主要方面：经典案例的代表性、社会工作理念的体现、社会工作的全面评估、理论运用、专业反思等。每个案例都试图将精简的理论贯穿到相关服务过程与理论模式的运用中，希望能够为初涉医务社会工作领域的社工提供借鉴和参考。

本书以春苗十年来的重症儿童救助服务与实践为导引，以通过整体性案例大纲展现实务操作过程为重点，以涉及服务领域的相关理论为基础，力求使读者对医务社会工作的实务经验、理论与实践模式借鉴和专业反思有较深入的了解。本书的出版，旨在让读者增添对医务社会工作的认识与兴趣，也期待同行可以从中得到相应的启发和借鉴，为共同推动医务社会工作的发展贡献绵薄之力。

本书是春苗所有社会工作者集体智慧的结晶，在此对他们的专业精神、专业能力、不懈努力与辛勤付出致以由衷的感谢和敬意。案例的所有人物名称均为化名，为了严格遵守保密原则和相关伦理要求，书中对某些信息做了修改。特别感谢中国人民大学隋玉杰副教授和中国人民大学出版社盛杰老师对于手册整体内容的专业性和编写工作给予的许多宝贵指导与大力支持。

受编者专业视角、能力水平和实践的客观环境等因素所限，本书中的内容难免有诸多不足之处，欢迎各位专家、学者、一线社会工作者与同行不吝赐教、批评与指正。

北京春苗慈善基金会副秘书长

杨雅

北京春苗慈善基金会项目高级督导

刘伟雄

2021 年 6 月

Contents 目录

第一部分

重症儿童医务社会工作
基础知识

出生时重症儿童医务社会工作概述

一　社会问题背景

生育健康聪明的孩子，是每一个家庭共同的期盼。但不幸的是，在有些家庭中，由于出生时儿童发生重症，他们的期望便会落空，而且这样的家庭不在少数。会导致儿童发生出生时重症的情况有出生缺陷、早产等。

2012 年 9 月 12 日卫生部（现为国家卫生健康委员会，简称"卫健委"）发布的《中国出生缺陷防治报告（2012）》显示，我国出生缺陷总发生率约为 5.6％，以全国年出生数 1 600 万计算，每年新增出生缺陷数约 90 万例[①]，约每 30 秒就有一个出生缺陷儿童诞生。我国常见的出生缺陷有先天性心脏病[②]、唇腭裂、尿道下裂等。出生缺陷儿童中约 30％在 5 岁前死亡，40％为终身残疾，这意味着每年将有几十万个家庭被卷入终生痛苦的旋涡中。

同时，早产儿的出生也会让家庭陷入困境。我国每年约有 1 000 多万新生儿，其中 10％为早产儿，早产为中国新生儿死亡的首要原因。2017 年我国新生儿死亡原因中，早产占比 32.2％，居于首位。2018 年早产占比 27.3％，仍占首位。经积极治疗，我国新生儿重症监护病房（NICU）中 29 周以上早产儿存活率达 98％，已达到发达国家水平。[③]

---

① 边旭明. 中国预防出生缺陷的现状与思考.（2015 - 05 - 25）［2021 - 07 - 12］. http：//www.cogonline. com/Article/xshy/hykd/156071206. html.

② 先天性心脏病是一种由胎儿时期心脏及大血管发育异常引起的疾病，其发病原因包含遗传因素以及环境因素。其中合并两种以上病症的先天性心脏病为复杂性先天性心脏病。参见小医僧. 先心病概述及分类.（2021 - 04 - 08）［2021 - 08 - 18］. https：//zhuanlan. zhihu. com/p/362905272.

③ 数据来自 2020 年首届"关爱中国早产儿健康成长"发展论坛中王丹华的主题发言《中国早产儿的生存困境与希望》。

在现阶段社会保障水平下，出生缺陷和早产严重影响儿童的生命和生活质量；虽然医保能够给家庭一定的保障支持，但是仍然有部分家庭会因为孩子出生时重症而背上沉重的经济和精神负担，导致因病返困，甚至放弃孩子的治疗。[①] 这些家庭或多或少在以下层面面临挑战：经济压力，特殊照顾和养育技能上的挑战、精神压力，如对患儿的内疚感、对医疗的恐惧、后续经济压力及养育压力、治疗预后的担忧等多因素引起的焦虑、抑郁，同时对治疗缺乏信心；家庭关系的挑战，如对母亲的责备、父母双方的角色和功能调整、夫妻关系的挑战；就医困难，如家庭寻求适宜的医疗资源，以及进行医院转运时面临的重重困难；照顾压力，如长时间的特殊照顾、康复以及反复前往门诊和出入院给主要照顾人带来的身心疲惫。

同时这些家庭在获得社会服务和医疗服务层面也面临很多问题，如资助信息匮乏、救助资源不均衡、医院内人文关怀缺失、疾病健康管理缺乏、医患关系紧张等。

北京春苗慈善基金会自 2010 年成立开始，尝试性地发展出了一系列的医务社会工作者服务项目，用较为专业的综合性的社会服务向这些出生时重症儿童及其家庭提供信息、心理、就医支持，并提供医疗资金救助等系列服务，从而满足这类患儿及其家庭的多重需求。

受居住地医院医疗水平、就诊时间、确诊时间等复杂因素的影响，春苗基金会的服务对象并非皆能够在出生时即确诊为重症，而是包含学龄前、学龄期甚至青少年期，年龄在 0～18 岁不等。因此，后文中将以"重症儿童"代指所有因出生缺陷和早产而罹患重症的儿童。

二 服务人群特征

1. 疾病病理特征

本书针对的主要服务人群为复杂先天性心脏病儿童、早产儿及其家庭。

[①] 于永慧. 超早产儿和超低出生体重儿的死亡原因：多中心前瞻性队列研究. 中华围产医学杂志，2020（8）：530－538.

先天性心脏病（简称"先心"）是新生儿致死率最高的一种出生缺陷，堪称"头号"出生缺陷，也是先天性畸形中最常见的一种，约占各种先天畸形的 28%，我国发病率约为千分之七，每年新增 15 万～20 万。有些复杂先心的治疗需争分夺秒：对有些患儿来说治疗时机是以"小时"计算的，如患有室间隔完整型完全型大动脉转位的患儿，出生后就必须尽早手术治疗，否则孩子有可能会突然夭折，或丧失矫治手术的机会。对有些患儿来说治疗时机是以"月"计算的，如患有大的室间隔缺损的患儿，如果不及时做手术，会因为反复心力衰竭、肺部感染而影响发育，甚至还会发生严重肺动脉高压，从而失去手术机会。随着医疗水平的进步，若能够及时准确得到医疗干预，大部分先心会有良好的预后效果。简单先心手术成功率已经几乎达到 100%，复杂性先心手术成功率也在不断提高。

同时，围产期（也称围生期）的护理与治疗成为引发婴幼儿肢体和智力残障的重要因素之一。2012 年 5 月世界卫生组织发布的《早产儿全球报告》显示，全球每年有 1 500 万早产儿，超过全部新生儿的 10% 以上。中国早产儿的发生率为 10%，这意味着每 10 个新生儿中就有 1 个是早产儿。[①] 早产儿妊娠时间一般不满 37 周，体重通常低于 2 500 克，身体各器官未完全发育成熟，需进行特殊照料，在保暖、喂养及防止感染方面需要特别注意。早产是 5 岁以下儿童的第二大死因。早产极易引发婴幼儿肢体和智力残障：脑瘫患儿中有 40% 就是由早产引起。早产儿如出生后及时接受早期综合干预，因为大脑神奇的代偿功能，他们中很多人智力发展并不会受到影响，从而肢体功能也不会产生问题。[②] 对于早产儿而言，不及时救治可能无法保证存活；部分早产儿如未能及时得到合适的医疗和康复服务，即使存活下来，也会留下终生肢体残疾和智力障碍等问题。

2. 现有的社会支持体系

中国政府自 2010 年起出台了一系列政策，开展儿童白血病、先天性心脏病等儿童重大疾病医疗保障试点工作，研究建立"政府支持、社会参

---

① 世界早产儿日：呵护提早到来的天使. 南国都市报，2015 - 11 - 18（20）.

② 鲍秀兰. 婴幼儿养育和早期干预实用手册：高危儿卷. 北京：中国妇女出版社，2015.

与、慈善组织运作"的儿童大病救助工作机制。2010年开始，慈善组织开始大量跟进、参与具体的项目开展工作，春苗也是从这一时期开始参与出生时重症儿童救助工作的。

（1）医保保障水平的提升。为了更好地优先保障和救助重大疾病儿童，一系列针对农村和城市儿童的重大疾病保障政策出台。在儿童先天性心脏病领域，政策主要关注简单先心。2010年，全国开始试点儿童简单先天性心脏病标准化诊疗方案，并提高对简单先心的新农合报销比例：原则上，新农合对试点病种的补偿比例应达到本省（区、市）限定费用的70％左右。在2012年，这一方案开始在全国进行推广。但因为中国医疗保障政策的具体落地与当地行政区财政预算相关，各地儿童先心病社会保障水平不一，而复杂先心儿童的政策性救助水平仍然较低。

2009年3月，中共中央国务院印发《关于深化医药卫生体制改革的意见》（中发〔2009〕6号），同时国务院《关于印发医药卫生体制改革近期重点实施方案（2009年—2011年）的通知》（国发〔2009〕12号）、国务院《关于印发"十二五"期间深化医药卫生体制改革规划暨实施方案的通知》（国发〔2012〕11号）、国务院《关于印发"十三五"深化医药卫生体制改革规划的通知》（国发〔2016〕78号）指出，要扩大基本医保制度覆盖人员范围，着重提高参保人员住院报销比例和门诊统筹范围与报销比例，以及完善城乡医疗救助制度，建立大病保险，扩大医疗救助对象与医疗救助内涵（2010—2013年要求以省为单位全面推开20种大病保障，其中包含先天性心脏病，但以简单先心为主），更加注重完善多层次保障制度，更好实现"兜底线"功能，稳定基本医保参保率和住院报销比例，整合基本医保制度和促进制度衔接，更好实现医保制度公平、提高制度效率，积极稳妥推进职工医保门诊统筹，补齐门诊待遇"短板"，服务便民程度提升，异地住院垫资、"跑腿"报销问题基本解决。

春苗在实务工作中也发现，虽然医保政策保障程度得到了提升，如整体报销比例上升、跨异地直补等政策推行和落地，越来越多的先天性心脏病患儿和早产儿家庭得到了良好的医疗保障，但是仍然会有小部分患儿家庭，例如先天性心脏病中的复杂先心患儿、早产儿中的28周以下出生的超早产儿所在的家庭，因为治疗费用过于高昂（可能会高至 20 万元以上，甚至 50 万元以上）会面临经济上的巨大压力。

（2）慈善组织的参与。每年都有几十家慈善组织对各类大病儿童开展上百项的医疗救助项目。其中，先心救助项目在大病儿童救助项目中所占比例较高，这也意味着慈善组织正在积极参与到这一病种的救助工作中。但在救助执行中发现，大部分项目以救助资金量较低、项目管理要求较低的简单先心儿童为主要救助对象，而针对医疗花费较高、治疗时长较长的复杂先心儿童的医疗救助项目较少。同时参与先心病救助的慈善组织之间在救助标准、流程、批复额度等方面均会有差异，尚未形成统一的行业性救助标准，造成民间社会救助的碎片化。

以上内容均以先天性心脏病、早产儿两个病种为主，若需要其他重大疾病资源，如血液疾病、肿瘤、脊柱侧弯、肾病、出生缺陷等疾病，可自行查找或向春苗基金会索要相关救助信息。

3. 重症儿童及家庭面临的多重困境

慈善组织在开展救助工作中，经常看到出生时重症儿童及其家庭有以下困境。

（1）因病返贫。出生时重症儿童的出生，遭受最直接影响的就是他们的家庭。中国社会保障水平虽然近年有很大的提升，但是部分重症早产儿和出生缺陷儿（如前面提到的先天性心脏病中的复杂先心患儿、早产儿中的 28 周以下出生的超早产儿）的巨额治疗费用在得到医保报销后仍然有大额家庭自付金额，这些家庭自付金额也会给这些重症儿童家庭带来沉重的精神和经济负担，导致他们因病返贫、因病致贫。

（2）被家庭遗弃。在中国，早产和出生缺陷是儿童被遗弃的主要原因。福利院中被遗弃的孤儿主要是早产儿及患有先天性心脏病、智力及肢体残疾的出生缺陷儿童。贫困地区医疗条件差、福利院养护人手及能力不足，造成很多重症孤儿无法得到及时有效的治疗及养护，错过最佳治疗期，甚至死亡。

（3）事实性放弃。慈善组织在多年的出生时重症儿童服务中，发现一种特殊现象，即虽然很多家庭并没有将婴儿直接抛弃，但是选择放弃继续治疗，从医院带回家抚养，并且以低于早产和出生缺陷婴儿照顾要求的方式，甚至是忽视性的方式进行养育，最终造成婴儿错过最佳治疗期，甚至死亡。究其原因，重大疾病高昂的治疗费用，是造成支出型贫困①的重要原因，加之长期求医和照料患儿所带来的精神负担、体力负担，不但贫困家庭无法承受，很多普通家庭同样难以承受。

同时，资金需求只是出生时重症儿童的基础性需求，出生时重症儿童家庭同时面临多重困境：医疗体系内的人文关怀缺失、疾病健康管理意识和能力匮乏、疾病的负面体验、家庭支持体系不足、医疗救助体系碎片化带来的信息和渠道碎片化等。而以上多重困境产生的结果是：在治疗的过程中，这些患儿和家庭承受心理、养育、家庭关系、医患沟通等多方面的压力。复杂先心病这样的重大疾病很多时候带来的是严重的不良预后，可能是患儿死亡或者生活质量极度下降。一次甚至多次手术使得一些家庭经历持续性的折磨，将全家人的日常生活打乱，同时，儿童的社会功能可能会受影响，例如异地就医导致学业断断续续。治疗带来的负面感受，也可能会对这些患儿造成终生的影响。单调的医院颜色、半封闭式的病房管理、粗暴的医疗行为、各种医疗器械发出的尖锐声音等都留在了儿童幼小的心里。

三 医务社会工作服务的必要性

一些社会服务机构尝试性地发展出一系列的医务社会工作服务项目，用较为专业的综合性的社会服务向这些先天性重症儿童及其家庭提供信息、情绪与心理支持、就医支持、医疗资金救助等。而春苗基金会就是其中之一。

在微观的服务递送层面，春苗基金会尝试用医务社会工作的方式解决中国儿童大病救助体系中的服务缺失问题：社会保障性信息获知不足、受助群体获取资源渠道不通畅、救助服务不专业、多种需求不能被满足等。

---

① "支出型贫困"有两种常见含义。一种是指患有重大疾病对贫困家庭的就业和消费都有负面影响，即疾病既会造成收入性贫困，同时也会造成一种支出性贫困，两者的综合效应就是我们通常所强调的"因病致困"。另一种是百度百科对此的解释：支出型贫困是指由于家庭成员出现重大疾病、子女就学、突发事件等，家庭财力支出远远超出承受能力，从而造成的绝对生活贫困。参见黄源协，陈伶珠，童伊迪.个案管理与照顾管理.2版.台北：双叶书廊有限公司，2017。

同时，医疗体系内的日益突出的医患关系紧张问题和对疾病管理的重视，使医务社会工作服务在医疗体系内也日益得到重视。现代医学模式由传统的"生物医学"向现代的"生物-心理-社会"模式转变，传统的以疾病为导向的治疗模式也正在向以病人为中心的模式转变，专业医务社会工作服务进入医疗卫生系统成为这一转变的客观需要。患有出生时重大疾病的孩子及其家庭除了资金上的需求，还需要在家庭层面给出的良好干预，即在保障孩子身体健康的基础上，关注到他们的心理状态和社会适应能力，在心理和社会支持与融入方面提供相应服务，满足患儿及其家属在"身体、心理、社会、灵性"等方面的多层次的服务需求，让他们能达到全人健康。

重症儿童医务社会工作方法

一 核心方法：个案管理

　　春苗医务社会工作者（以下简称"医务社工"）的服务流程遵循的是个案管理的概念。个案管理是介于社会工作者直接服务与间接服务之间的一种整合性服务方法。由专业社会工作者评估服务对象及其家庭的需求，并安排、协调、监督、评估和倡导一套包含多种项目的服务，以满足特定服务对象的复杂需求。

　　它多用于协助因遭遇多重问题、生活不如意，而且同时需要链接多个助人资源帮助的个人或家庭。个案管理的工作方法将全人纳入考量，并不只是着重于服务对象的某些特定问题，而是考虑他们所面临的全面性问题。同时，个案管理不仅重视服务对象的生理和心理状况，同时也关注他们所处的环境，强调运用社区资源协助服务对象，满足其需求。

（一）个案管理的实务原则及流程

　　个案管理的实务原则包括服务的整合、照顾的持续性、获取服务的平等性和权益的倡导、优质的照顾、全人观点、服务对象的充权与自决，以及评估。

　　个案管理包括三个阶段：初始评估、制订计划，以及执行和落实计划。春苗个案管理基本流程如图1-2-1所示。

　　（1）初始评估阶段的个案管理工作，包括对申请转介或外展的个案进行筛选，以确定是否符合机构提供服务的资格要求。春苗的"小苗医疗项目"主要通过接听热线电话的方式记录求助者的基本信息，当医务社工分配到个案后，会进行资格初筛，初步评估是否需要继续为求助者提供服务。

❶初始评估

```
判断服务对象是
否符合救助条件

不符合条件 ──┐   ┌── 符合条件
            │   │
          结案  接案  →  建立专业合作关系      评估
                        1.家长面谈           1.疾病情况
                        2.病房探望（非疫情时期） 2.家庭情况
                        3.电话、微信沟通        3.经济情况
                                             4.情绪状态
                                             5.社会支持系统

                                             收集资料
                                             1.收集救助申请表
                                             2.与医护沟通，了解治疗
                                               情况
                                             3.初访，收集治疗、经济、
                                               养育等方面信息
                                             4.向第三方核实家庭经济
                                               情况
```

❷制订计划

```
设定目标              制订计划              安排服务
1.明确服务对象需求  →  1.制订具体服务计划  →  1.提供经济、情绪支持等直接服务
2.确定总目标          2.明确双方的责任       2.协助服务对象链接资源
3.设定具体目标        3.共同规划可操作化的任务 3.提供信息支持
```

❸执行和落实计划

```
介入服务              监察服务              结案，追踪
1.协助服务对象发挥  →  1.持续跟进服务对象的问题 →  1.出院结案，归档
  潜能解决问题          解决情况             2.出院追踪服务，结案，归档
2.评估服务对象遇到      2.评估服务对象的主要问题
  的阻碍，并给予支持      是否解决以及资源是否落实
```

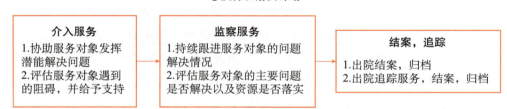

图1-2-1　春苗个案管理基本流程

在正式接案后，个案管理者与服务对象建立专业关系，并收集基本信息，评估其问题与需求。医务社工通过与申请者面谈和电话访谈的方式，全面了解其家庭情况，并且向第三方证明人核实申请者的家庭情况，这时，需求评估完成。

（2）个案管理的第二个阶段是制订计划。通过初始评估，个案管理者要决定如何协助服务对象，并与其共同制定提供服务的目标，以此为基础

设计具体介入和干预的措施。在医务社工服务档案中，"目标和服务计划"是一项重要的内容。一旦制订好了计划，并且服务对象和个案管理者都同意该计划，就到了正式提供服务的时候了。

（3）执行和落实计划是个案管理者的责任，它包括三个方面：直接服务、资源链接和服务倡导。医务社工介入服务的主要内容包括六大部分：①协助就医。②资源整合。③心理支持。④疾病管理。⑤康复适应。⑥社会融入。这六大部分的内容都会融合到社会工作服务的各个环节之中，而医务社工服务的形式主要是电话跟进和实地跟进，通过这两种方式，医务社工需要关注患儿及陪同就医的家长在不同阶段的身心状态，及时了解患儿及其家庭的需求，给予物质和精神支持。

其中协助就医服务贯穿于住院前—住院中—住院后。在资源整合方面，医务社工给予患儿和家庭医疗支持、资金支持以及其他物资和知识技术方面的支持。其中资金来源主要包括基金会内部资源和外部资源。内部资源可以由基金会自由支配，包含救助款、补助款和可利用的募款平台，外部资源主要侧重协助家长申请相关合作机构的救助款项和整理利用社区内的资源。社工为患儿和家长提供持续跟进的服务，能够及时发现和回应需求，通过积极倾听、陪伴、经验分享、艺术和游戏等方式缓解患儿及家长就医过程中产生的压力、情绪问题，给予心理疏导，在出现危机的时候及时介入，最终帮助患儿顺利完成治疗。医务社工在服务过程中协助医护团队对患儿的特殊养护进行指导，保证患儿家长可以为患儿提供良好的照顾，提升家长的养护能力和信心。通过发展性的社工服务，促使患儿和家庭及时得到所需服务，保障他们能融入社会。

在落实阶段，个案管理者的另一项任务是监察正在提供的服务。这对于服务对象的满足感、服务传输的绩效和发展个案管理者的网络而言，都很重要。落实过程中若出现问题，或服务对象的问题或需求有所变化，都必须采取监察与再评估的策略，决定是否需要修改原先的服务计划。文化方面的考虑也是监察服务传输的一部分，应使服务对象感到受尊重、被倾听，认为服务符合他们的文化特色和价值观。

在决定接案并制订服务计划时，即要假设介入服务终将会在某一时间点结束。因此，个案管理员随着服务目标的达成或服务的终止而结束与服务对象的专业关系，称为结案。结案有多种不同的方式，理想的情况是因为服务目标已经达成而不再有需要，服务对象的现状得到改善，无论是身体上的改善还是外在资源的增加。其他原因还包括服务对象去世或迁移、机构补助经费删减、服务对象表示不再接受服务或失去联系等。小苗社工服务的结案类型包括全程结案、服务中止结案、观察期结案和不符合条件结案。

在结案后对服务对象的追踪也是重要的一环。患儿康复出院后，医务社工会通过跟踪回访了解患儿康复情况，在患儿遇到相关问题时及时给予指导。同时在回访过程中，关注患儿的社会支持网络建设，保证患儿的治疗、康复（治疗后的医疗依从性）和社会融入。患儿家庭不健全或社会支持资源较少引发的一些问题，可能会影响到患儿的术后照料、就学等，此时便需要社工提供相应的指导，或将患儿转介给专业的服务机构来处理，为患儿及其家庭搭建起社会支持的网络，保证正常生活。

(二) 个案管理的模式

个案管理有三种不同的服务传输模式：角色为本的个案管理、组织为本的个案管理以及责任为本的个案管理，三种模式各有自己依托的角色、组织和责任（见表1-2-1）。角色为本的个案管理的核心是个案管理员。组织为本的个案管理的重点是提供一套综合性的服务，满足有多重问题的服务对象的需求。在责任为本的个案管理中，个案管理员可能由家人、支持性照护网络、志愿者或服务对象本人担任。[1]

表1-2-1　个案管理服务传输模式

模式	角色为本	组织为本	责任为本
示例	通才 经纪人 主治疗师 节制开支人	综合性服务中心 多学科团队 心理社会康复中心	家人 支持性照护网络 志愿者 服务对象

资料来源：伍德赛德，麦克拉姆. 社会工作个案管理：社会服务传输方法（第四版）. 隋玉杰，等译. 北京：中国人民大学出版社，2014：4.

---

[1]　伍德赛德，麦克拉姆. 社会工作个案管理：社会服务传输方法（第四版）. 隋玉杰，等译. 北京：中国人民大学出版社，2014：4.

首先，存在三个不同的模式说明个案管理服务传输可以有多种多样的方式，它是一个灵活的过程。其次，每个模式设置的不同目标为看待个案管理员的责任、角色和跟服务对象一道工作的时间长度提供了视角。最后，每个模式都有特定的优势和不足。[①] 在此，主要以春苗医务社工所采用的个案管理模式为例进行讨论。

在春苗的初创阶段，机构影响力小、资源少，医务社工经验少、技能少，医务社工服务"摸着石头过河"，边做边探索。医务社工主要依靠自身的能力发现服务对象的需求，再根据需求承担各种角色，尽力提供相应服务。比如服务对象来京后不会乘坐公共交通，医务社工便会提供接送站的服务；服务对象没有医保，需要一次性支付大额治疗费用，在依靠春苗一家基金会很难解决资金问题，且没有其他相应的救助资源时，医务社工会依靠个人朋友圈的资源帮忙筹款；需要服药的服务对象不方便来京买药，医务社工会帮忙购药并邮寄给他；服务对象不懂如何在医院看病，医务社工会陪他挂号、看门诊、办理出入院手续。在这个阶段，个案管理模式主要是以角色为本，医务社工更像个"通才"，担当多种不同的角色，可能需要直接提供服务，可能需要依靠个人人脉链接资源，也可能需要做协调工作。

经过十年的服务探索，春苗发现对于短中程的就医节奏（相较于其他疾病，需要短期手术治疗的复杂先心病算是短程性的疾病，一次性需要住院为1~3个月的早产儿算是中程性的疾病）而言，"一站式"的服务模式能够更及时、更好地回应服务对象的需求。

基于此，春苗对零散的医务社工服务进行整合，转变为多元综合性的医务社工服务，个案管理模式也转型为以组织为本的个案管理模式为主。服务对象依托多元综合性的医务社工服务，从入院到出院的整个就医过程中，都可以获得资金支持、生活帮助、情绪支持等直接服务；同时，通过协调与链接资源，可以获得疾病护理、康复指导等链接服务。医务社工服务的具体内容包括：①提供资金支持和生活帮助。②提供情绪支持。③提供救助、生活、医疗等信息支持，链接相应资源。④联合医学背景志愿者，

---

① 伍德赛德，麦克拉姆．社会工作个案管理：社会服务传输方法（第四版）．隋玉杰，等译．北京：中国人民大学出版社，2014：4.

提供早产儿家庭养育指导。⑤医护团队给予疾病护理和康复指导。⑥协助医患沟通。⑦进行可能的危机干预。⑧帮助服务对象寻求可能的医疗资源。

随着春苗的服务探索以及机构发展，个案管理模式也在发生着变化。目前，春苗的个案管理模式以组织为本的个案管理模式为主（见表1－2－2）。但在实际工作中，服务传输方式不是一成不变的，医务社工在服务中不拘泥于春苗的服务安排，会随着服务对象的需求而提供具体的服务传输方式，有一部分个案管理模式也会以角色为本。

表1－2－2　春苗基金会的个案管理模式（组织为本）

项目	说明
目标	医务社工依托春苗，为服务对象提供个体化、以儿童为中心、以家庭为单位的综合性个案管理。
责任	1. 医务社工为每个服务对象提供单独的个人初始评估和工作计划，可能包括通过春苗自有救助项目以及链接其他救助资源，为服务对象提供治疗费用支持，帮助服务对象及时获得医疗干预；通过联合其他基金会、病友、医护等，为服务对象搭建异地就医的社会支持系统，减轻服务对象的就医压力；通过春苗自有生活支持项目以及链接其他公益资源为服务对象提供生活帮助，减轻服务对象异地就医的生活压力；医务社工直接为服务对象提供情绪支持，尽量减轻疾病对服务对象带去的伤害；医务社工通过病房陪伴、康乐活动为服务对象的住院生活带去欢乐；医务社工联合医护团队、志愿者为服务对象提供家庭养育指导、疾病护理和康复指导，增强服务对象的养育和护理技能与信心。 2. 医务社工从接案、为服务对象做初始评估、根据需求与评估拟定服务计划、提供服务，到服务对象顺利完成治疗、结案、归档的全程，始终与服务对象（这里主要指患病儿童的父母）保持一种合作伙伴关系。医务社工陪伴他们走过这一段紧张、高压、无助的就医过程，通过倾听、提问、澄清、赋权等方式，帮助他们明确需求，了解可以获得的资源以及不可能得到的服务，培育他们的自我效能，协助他们依靠自身能力、医护力量、公益力量以及医保政策一起解决问题。
工作周期	医务社工的工作周期有长有短，主要由服务对象的治疗时长决定。根据2020年春苗医务社工服务数据统计，服务时长平均在48天左右，不过因为服务对象的治疗时间长短不一，整体服务时长差异较大，有15天以内的超短程服务，也有150天以上的长程服务。
长处	春苗的服务对象主要是患病儿童及其家庭，医务社工会围绕服务对象的本次就医做多方面的评估，然后制订一对一的、可操作的服务计划。在服务全过程中，医务社工可以根据服务对象的需求，提供"单打独斗"的直接服务；也可以根据服务对象的需求，调动机构资源（包括秘书长、机构督导、项目团队，因为春苗一直采用扁平化管理，所以机构内的资源调动比较通畅），依靠团队的力量提供服务；还可以链接志愿者、医护团队、其他公益力量一起为服务对象提供服务。通过医务社工这个单一的服务入口，可以协调和链接不同的资源，及时回应服务对象的多重需求。

续前表

项目	说明
不足	医务社工依托组织，为服务对象提供"一站式"的多元救助类社工服务，在一定程度上对社工本身是一种挑战。因为如果服务对象需要的资源，医务社工或春苗没有，那能否获得需要的服务可能就是个问题。这时就需要医务社工进行服务整合，明确服务对象的问题是什么、需求是什么，留心不要对服务对象过于依附。同时，也要界定边界，明白医务社工不是"万能的"，警惕对服务对象的问题"大包大揽"，时刻谨记管理个案的最终目标是协助服务对象"自力更生"。当然，这些都对医务社工的智慧、专业和经验提出了要求。

（三）个案管理者的职责和角色

个案管理者的目的是帮助服务对象管理好自己的生活，并在他们需要专业知识或发生危机时给予支持。这些专业人员需要收集资料，做初始评估并且监察服务。除了提供直接服务外，他们也要和其他专业人员一起工作，给服务对象安排本机构之外的服务，维护服务对象的权益，监察资源的分配情况和保证服务的质量。因此，个案管理者会根据所处的助人网络、机构和服务对象的状况及服务目标扮演不同的角色，包括倡导者、经纪人、协调员、咨询员、辅导员、制订计划者、解决问题者和保存记录者。个案管理者的角色与职责如表1-2-3所示。

表1-2-3 个案管理者的角色与职责

角色	职责
倡导者	代表服务对象表达意见，取得服务或改善服务品质，维护其权益。
经纪人	把服务对象与其所需的服务联结到一起。
协调员	与其他专业人员和机构的员工一道工作，确保服务得到整合并迅速落实。
咨询员	以专门的知识识别问题，加以研究并提出建议。
辅导员	给服务对象提供长期或短期的治疗性服务。
制订计划者	评估需求，订立目标，并和服务对象、家庭成员、其他专业人员以及其他机构一起落实计划。
解决问题者	帮助服务对象确定优势，找到解决当前问题的方法，并独立解决问题。
保存记录者	保存初始评估、制订计划、提供服务和结案评估时的文件资料。

每个个案管理模式都有助人者要实现的目标和担当的责任。责任用角

色来描述，构成要素是个案管理员在向自己的服务对象提供服务时要完成的任务或要做的实际工作。① 前面提到，春苗医务社工主要运用组织为本的个案管理模式为服务对象提供服务，接下来将描述医务社工在组织为本的个案管理模式下担当的角色与责任（见表1-2-4）。

表1-2-4　组织为本的个案管理模式下春苗医务社工的角色与责任

角色	责任
倡导者	医务社工代表服务对象表达意见，取得服务或改善服务品质，维护其权益。比如医务社工为了保障事实孤儿能够获得及时的医疗干预，与其代抚养人、医护团队以及其他基金会持续沟通；医务社工帮助服务对象争取医保报销的权益。
经纪人	医务社工一旦清楚了服务对象需要什么，就会帮助服务对象链接机构内外的资源，为他们协调合适的服务，也会跟进服务对象获得资源和服务的情况，并了解他们在获取资源过程中遇到的困难，及时给予支持，协助他们推动问题的解决。
协调员	很多春苗的服务对象，都有包括经济、异地生活、情绪等多方面的就医压力，依靠春苗一家基金会很难帮他们解决问题。这时，医务社工就会充当协调员的角色，为有多重需求的服务对象整合其他救助资源、住房资源、生活补助、志愿者、减压服务等机构内外的服务，并跟进服务的落实情况，尽量帮助服务对象及时获得服务。
制订计划者	医务社工通过访谈了解了服务对象的疾病情况、家庭情况、经济情况、情绪状态、社会支持等情况后，联系医护人员了解治疗情况，评估服务对象的问题与需求，制定可操作化的任务与目标，并与服务对象一起落实计划。
解决问题者	许多服务对象在高度紧张和焦虑的就医状态下，不知道该如何处理问题。医务社工帮助他们缓解焦虑情绪，协助他们梳理问题，共同发现他们自身的优势和能力，告诉他们可以获得的资源，并明确双方的责任与义务，最终促进问题的解决，培养服务对象的自助能力。
保存记录者	医务社工从接案到结案，会保存包括热线电话求助登记、资格初筛记录、初次访谈记录、疾病照顾与情绪状态评估表、第三方审核记录、救助申请表、救助资金审批表、受助协议、补助款项申请表、救助请款单、转账凭证、社工服务记录简表、过程服务记录表、社工服务档案等在内的服务全程文件资料。

① 伍德赛德，麦克拉姆. 社会工作个案管理：社会服务传输方法（第四版）. 隋玉杰，等译. 北京：中国人民大学出版社，2014：4.

（四）对社会工作者的伦理要求

专业伦理是社会工作的核心，是实务工作的灵魂。专业的社会服务机构会依据我国制定的社会工作者相关职业规范，向医务社工提出伦理道德的要求，春苗基金会也不例外。2012 年 12 月，民政部发布《社会工作者职业道德指引》[①]，对已经取得社会工作职业资格，提供专业社会工作服务的人员提出了伦理要求。关于社会工作者的行为准则，《社会工作者职业道德指引》主要从五个方面提出了要求。

（1）尊重服务对象，全心全意服务。

①社会工作者应以服务对象的正当需求为出发点，全心全意为服务对象提供专业服务，最大限度地维护服务对象的合法权益。

②社会工作者应平等对待和接纳服务对象，不因民族、种族、性别、户籍、职业、宗教信仰、社会地位、教育程度、身体状况、财产状况、居住期限等因素而区别对待。

③社会工作者应尊重服务对象的知情权，确保服务对象在接受服务的过程中，能了解自身和机构的权利、责任和义务，获得服务的情况以及可能由此产生的结果。

④社会工作者应在不违反法律、不妨碍他人正当权益的前提下，保护服务对象的隐私，对在服务过程中获取的信息资料予以保密。

⑤社会工作者应培养服务对象自我决定的能力，尊重和保障服务对象对与自身利益相关的决定进行表达和选择的权利。

⑥社会工作者不得利用与服务对象的专业关系，谋取私人利益或其他不当利益，损害服务对象的合法权益。

（2）信任支持同事，促进共同成长。

①社会工作者应与同事建立平等互信的工作关系。

②社会工作者应主动与同事分享知识、经验、技能，互相促进，共同成长。有责任在必要时协助同事为服务对象提供服务，接受转介的工作。

---

① 社会工作者职业道德指引.（2012 - 12 - 28）［2020 - 06 - 30］. http：//www. gov. cn/gzdt/2013 - 01/08/content_2307399. htm.

③社会工作者应尊重其他社会工作者、专业人士和志愿者不同的意见及工作方法。任何建议、批评及冲突都应以负责任、建设性的态度沟通和解决。

④社会工作者应相互督促支持，对同事违反专业要求的言行予以提醒，对同事受到与事实不符的投诉予以澄清。

（3）践行专业使命，促进机构发展。

①社会工作者应认同机构使命和发展目标，遵守机构规章制度，按照机构赋予的职责开展专业服务。

②社会工作者应积极维护机构的形象和声誉，在发表公开言论或进行公开活动时，应表明自己代表的是个人还是机构。

③社会工作者应致力于推动机构遵循社会工作专业使命和价值观，促进机构成长、参与机构管理，增强服务能力、提高服务质量。

（4）提升专业能力，维护专业形象。

①社会工作者在提供专业服务时，应诚实、守信、尽责，积极维护专业形象。

②社会工作者应在自身专业能力和服务范围内提供服务。

③社会工作者应不断内化和践行专业理念，持续充实专业知识和技能，提升专业能力，促进专业功能的发挥和专业地位的提升。

④社会工作者应继承中华民族优良传统，借鉴国际社会工作发展优秀成果，总结中国社会工作经验，推动中国特色社会工作发展。

（5）勇担社会责任，增进社会福祉。

①社会工作者应运用专业视角，发挥专业特长，参与相关政策法规的制定和完善，维护社会公平正义，增进社会福祉。

②社会工作者应正确鼓励、引导社会大众参与社会公共事务，推动社会建设。

③社会工作者应推广专业服务，促进社会资源合理分配，使社会服务惠及社会大众。

二　救助类社会工作的过程与基本技巧

在救助类社会工作服务中，医务社工为了更有效地帮助服务对象，需要使用许多技巧。从医务社工与服务对象第一次接触开始，比如通过热线接听或会面接案，彼此的专业关系就逐步建立起来了。依据下述三个阶段的助人过程，医务社工将通过面谈、收集与记录资料、评估情况与需求、协商目标与计划等最终解决服务对象的问题。

（一）助人过程

助人过程主要包括以下三个阶段。

阶段一：探索、接案、评估和计划（exploration, intake or engagement, assessment and plan）。

阶段二：实施和目标达成（implementation and goal attainment）。

阶段三：结案（termination）。

每个阶段都具有其独特的目标，并且助人过程大体上要经过这三个阶段才算完成。然而，将助人过程区分为三个阶段的原因，并不在于三个阶段使用的技巧和活动种类差异，实际上，这种区分的原因在于技巧和活动中使用的频率和程度的不同而非活动类型的不同。例如，探索和评估在第一阶段很重要；但是在接下来的第二和第三阶段中，这一过程的重要性就会减弱。[①]

除了以上三个阶段，在接案前通常还要进行前期的预估（intake assessment）和后期的评估（evaluation）。

前期的预估是指医务社工通过第一次与服务对象接触，了解服务对象的求助原因和过程，对服务对象的问题进行初步评估，然后决定是否接案。

出生时重症儿童救助工作前期还需要预估是否紧急介入——遇到紧急情况，需要直接跳过接案阶段而进入干预程序。这时需要辨别服务对象问题的严重性和迫切性，权衡是否有能力处理问题，决定何时如何开始工作等。

后期的评估是指介入行动后，医务社工对所采取的帮助服务对象的计

---

① 赫普沃思，等 . 社会工作直接实践：理论与技巧（第七版）. 何雪松，徐潇，译 . 上海：格致出版社，2015：27.

划和方案是否得到贯彻和执行进行评估，其中包括过程评估与结果评估。其目的主要是想知道在介入行动后服务对象是否达到了目标，目标的实现是否是社会工作介入行动努力的结果。评估过程通过系统地收集工作、程序和介入效果的资料来对社会工作的介入及其介入成果进行分析，以发现问题，改进工作，从而更好地满足服务对象的需要。

（二）面谈技巧

（1）尊重、关怀与接纳。

尊重服务对象是建立默契的重要基础。以人为本的信念强调尊重服务对象的尊严和价值、独特性、能力和潜能以及其他特质。医务社工表达对服务对象的礼貌周到、准时、倾听、照顾服务对象的舒适感受、记住其姓名等，都可以传递对服务对象的尊重和重视。[①] 关怀是积极的人格发展的条件，是对服务对象的关注和照顾。接纳表示不评判服务对象，而不代表认为服务对象的思想及行为都是正确的和合宜的。尊重、关怀和接纳可以用不同的方式来表达，如温和的语调、亲切的态度，以及表示相信服务对象所说的、他的感受和他有能力改变等。[②]

（2）专注。

专注是在面谈时对服务对象的非口语（肢体语言，如面部表情）、语言、情绪、心理的高度关注。同时，医务社工也要以适当的肢体语言进行表达，如面向服务对象、亲切的目光接触、面部表情要松弛、手势要自然、肢体适当地微微向前倾向服务对象（示意倾听）、开放心态等；也有非语言的心理专注表达，如注意倾听服务对象说话，观察其肢体语言、语气、语调以及整体的状态等。

（3）真诚。

真诚是建立专业关系不可或缺的特质。真诚是指社会工作者抱有诚恳、从容、开放的态度与服务对象接触，而不是以僵硬或固执的专家角色面对服务对象。同时，医务社工的真诚行为也向服务对象示范了何为开放

---

① 赫普沃思，等．社会工作直接实践：理论与技巧（第七版）．何雪松，徐潇，译．上海：格致出版社，2015：27.

② 范明林，张洁．学校社会工作．上海：上海大学出版社，2005：119.

态度，鼓励服务对象降低自己的防御并以开放的心态与社会工作者开展合作（Doster & Nesbitt，1977）。一定程度的真诚可能是高度自我披露的前奏。然而，真诚并不等于表露所有的感受和经验，焦点仍然应在服务对象身上，社会工作者在相信自我披露可以促进服务对象对自己的探讨、了解与成长的时候，可以适度地、明智而审慎地披露自己的信息或分享自己的体验。[1]

（4）同理。

真诚、尊重与同理一起被认为是建立助人关系最关键的三个技巧。[2]同理的沟通是指社会工作者正确、敏锐地察觉服务对象内在的感受，并以符合服务对象当时的感受的语言将这样的感受表达出来。同理的第一个要素是同理的认识，是第二个要素的先决条件，即将医务社工所理解的服务对象的内心感受准确地表达出来。[3]同理的沟通是"穿别人的鞋子走路"，也就是尝试了解他人的主观经验世界。[4]同理与同情不同，同情是指有相似经验或相同感受的人之间相互表达了解对方的经验，而同理则偏重于境遇不同的人也能了解他人的感受与处境。[5]同理沟通不仅促使医务社工建立与维护与服务对象的助人关系，还有助于提升社会工作者与服务对象之间的信任感。但是，同理沟通是一个不容易达到的境界。同理心也有高低层次之分。高层次的同理心是社会工作者以口头和非口头的方式表达，促使服务对象愿意分享更深更私密的信息。同时，与服务对象"同在"（being with），专注于服务对象的情绪状态，但又不会失去洞察力或全面承担服务对象的感受。社会工作者以高层次的同理心运用专业的力量去影响服务对象，引导服务对象从更为客观的角度看待自己的问题，同时能够明察出潜在的、隐含的或透露不足的部分，并以此为基础进行更有效的沟通。

---

[1] 赫普沃思，等．社会工作直接实践：理论与技巧（第七版）．何雪松，徐潇，译．上海：格致出版社，2015：37.

[2] 张雄．个案社会工作．上海：华东理工大学出版社，1999：90-10.

[3] 同[2]69.

[4] 同[2]70.

[5] 林万亿．当代社会工作：理论与方法．2版．台北：五南图书出版股份有限公司，2006：339.

（5）倾听。

在工作中，对于医务社工来说，听比说更重要。真正的倾听不仅要用耳朵去听，还要有一双锐利的眼睛，善于观察，仔细观察，从服务对象的眼神、表情、语音、语调、手势、身体等方面深入其内心，觉察他的心理状态。"倾听"这个词，从表面上看来，似乎是指被动地接纳服务对象所说的内容，但实际上它是一个非常主动地对整个信息做出反应的过程，是指社会工作者运用整个知觉体系去感受对方语言和非语言的信息。医务社工需要在倾听服务对象后重述刚刚听到的话，但这种反应式倾听不是像鹦鹉一样，对方说什么你就说什么，而是应该用自己的话简要地述说对方的重点。比如"感觉到你现在心情非常失落"，这只是说出服务对象当下的心情，并不代表他以后的心情永远不好。反应式倾听可以让服务对象知道我们一直在听他说话，并理解他说的话，尊重他，焦点还是在服务对象身上。反应式倾听能够让社会工作者掌握服务对象话中的重点，使服务对象更加了解自己。

（6）澄清。

澄清是医务社工利用询问来帮助服务对象把想表达的意思说得更清楚、更明白的一种技巧。一般服务对象的父母在服务对象病情危急的情况下向医务社工求助时，情绪往往比较激动，在表达自己的感受时经常使用多重含义的词语或以自己的独特方式使用某些词语[1]，在"我的孩子病情太严重了"这句话中，"太严重了"对服务对象的父母和医务社工而言有着不同的解释。在医务社工没有明确这个词语对服务对象父母而言的具体含义是什么之前，就无法确定这个词是指服务对象随时有生命危险、非常严重、严重但可以治疗、不是太严重，还是其他意思。这时，医务社工可以使用以下句子，以澄清服务对象父母陈述中的"太严重了"的准确含义：

---

[1]　赫普沃思，等. 社会工作直接实践：理论与技巧（第七版）. 何雪松，徐潇，译. 上海：格致出版社，2015：113.

"孩子病情听起来非常危险，你能不能依据医生告诉你的信息说清楚一些?"

如果当事人表达的信息是不连贯、不完整的，甚至是相互矛盾的，医务社工要通过询问来澄清、确认信息。

（7）探问技术。

为了鼓励服务对象进行更多的表达，在适当的情况下，应配合服务对象的问题和咨询目标，用相关问题询问服务对象。问题分为两类：开放式问题和封闭式问题。探问技术也是重要的倾听技巧之一。

开放式问题通常包括"什么""怎么""为什么"等词，以促使服务对象对问题、事件给出较为详细的反应，而不是仅以"是"或"不是"等几个简单的词来回答。开放式问题能使对方讲出更多的情况、想法、观点、信念、情绪、反应、价值观等。用开放式问题提问有助于医务社工了解服务对象的心理状态和所遭遇的事情的情况，但要注意语气的使用，避免辩论或进攻式、语气强硬的发问，应使用带着同理心、好奇心和语气温和的发问，这样方能让服务对象愿意说出事实真相。

封闭式问题的特征是可以用"是"或"不是"、"有"或"没有"、"对"或"不对"、"好"或"不好"等一两个字做出回答。这类问题在会谈中具有收集信息、澄清事实、缩小讨论范围、使会谈能集中探讨某些特定问题等功效，也可帮助服务对象聚焦在正题上。综合开放式和封闭式问题进行提问，能够促使服务对象说出真心话，谈论重要议题，因而使医务社工更了解当事人。

（8）对质。

通常在医务社工介入过程的后期，医务社工和服务对象已建立良好和信任的关系后，才会使用对质。当服务对象提供的信息前后矛盾，或者当双方意见不一致时，医务社工可以温和地提出对质，让服务对象了解和重建对事物的正确看法。医务社工应尊重、真诚地向服务对象提出疑惑，邀请服务对象表达自己的看法，通过相互坦诚的交流与讨论，让服务对象得出自己的结论，而不是使用迂回的方式影响服务对象，使他们接受医务社工的想法和做出改变，例如："你不认为你应该考虑……吗?"①

（9）摘要、总结。

摘要、总结就是医务社工对服务对象所讲的事实、信息、情感、行为反应等进行分析与综合后以概括的形式将其表现出来。摘要、总结是面谈中医务社工专注、倾听、理解服务对象后回应服务对象的必用技巧之一。在收集资料面谈结束后，医务社工可以给服务对象概括一下目前提及的几个问题，如："根据你所说的，你现在主要有这样几个问题：你觉得在北京一个人面对孩子的就医情况使你心力交瘁。你知道你先生也疼爱孩子，却不理解为何你先生不来北京陪孩子。你希望能和先生一起处理孩子的事情。我猜想你现在是不是很想和你先生沟通此事?"摘要、总结能让服务对象知道医务社工是否理解他与他的情况，能够让服务对象回顾面谈中自己所说的议题，也能让服务对象聚焦于最为迫切的事情。摘要、总结并非在面谈结束时才有用，面谈中也随时可以运用，比如服务对象一口气说了很多，医务社工可以对服务对象冗长的信息进行总结，将重点重述给他听，确认服务对象明白后再继续谈。

（三）收集与记录

在救助社会工作中，收集和记录服务对象与家庭的资料的工作是非常重要的。医务社工收集和记录服务对象与家庭资料的方法有：电话沟通、微信应用程序沟通、初访、查看家庭基本资料、与医护人员沟通、查看经济救助申请资料、家庭自述、询问服务对象实际情况、第三方审查（居委会）、查看服务对象或家属自填的资料表、观察、查看医务社工过程记录等。

比如，进行接案会谈后医务社工要将会谈的内容和结果记录下来。记叙性记录是常用的形式，内容大致包括：面谈目的、面谈过程、对面谈的总体评估、对以后面谈的建议。

---

① 赫普沃思，等．社会工作直接实践：理论与技巧（第七版）．何雪松，徐潇，译．上海：格致出版社，2015：93.

（1）观察与记录。

有效的观察包括清楚地了解服务对象与家庭在某种情况下的主要行为举止、实地探访时服务对象与家人之间的沟通与互动、他们的特质、他们解决问题的能力、他们与医护人员沟通的方式、社会支持网络等。观察完毕后立即进行记录、概括和分析，以使记录较为准确、清楚和完善。[①]

记录是指医务社工对与服务对象接触的整个过程及提问和回应的重点进行摘要的全过程，不仅可以帮助医务社工评估、理解与分析服务对象的状态和需求，以便与当事人一起制订有效的助人计划，也有助于医务社工结案后的评估与反思。[②]

准确记录的原则如下：

①要直接记录服务对象的行为、言语和表情，而非标签式地形容他的行为。

②记录行为发生时的情况。

③避免使用形容词、判断词或比较式的词语进行记录。

（2）录音和录像。

面谈过程中，录音和录像正被越来越多地使用。两者可以提供谈话的全部记录，与纸笔记录相比，录音像一面镜子，可以精确地反映医务社工和服务对象谈话的全部内容。录像能够完全还原面谈过程，不但可以避免人工记录的错误，还可以让医务社工当下认真倾听并回应服务对象，又可供医务社工与督导回看作为实务指导使用。

（四）建立有效的医患关系

（1）何谓医患关系？

医患关系是人类文化特有的组成部分，是医疗活动的关键，是医疗人际关系的核心。著名医史学家亨利·西格里斯（Henry Sigerist）曾经说

---

① 林万亿. 当代社会工作：理论与方法. 2版. 台北：五南图书出版股份有限公司，2006：339.
② 朱眉华，文军. 社会工作实务手册. 北京：社会科学文献出版社，2006：104.

过："每一个医学行动始终涉及两类人群：医师和患者，或者更广泛地说，医学团体和社会，医学无非是这两群人之间多方面的关系。"[①] 因此，医患关系是指医护人员为一方，患者及社会关系为另一方的在医疗诊治过程中产生的特定人际关系。现代医学的高度发展扩充了这一概念的原有内涵。"医"已由医生、医学团队扩展为参加医疗活动的医院全体职工；"患"也由单纯的求医者或患者扩展为与之相联系的社会关系，例如家属、单位同事甚至朋友。[②] 所以，医患关系绝不那么简单，因为两者虽然在目标上具有一致性，但是在利益上却具有矛盾性。"如果将两者完全置于市场环境，医院作为服务提供者总试图获取最大经济利益，患者作为服务使用者总希望以最小的经济投入获得最圆满的回报，两者的利益存在冲突。因此，医患关系是矛盾的统一体。"[③] 医务社工在协助建立良好的医患关系时，一定要注意到这样的矛盾性，方便后续的评估和干预计划的制订和实施。

（2）在医院开展主要的工作关系。

由于春苗医务社工是春苗基金会的全职员工，而不属于医院医护人员，所以我们在院内的角色与医院自聘的医务社工会有所不同。我们以第三方"合作伙伴"的角色，进入医院服务患者与家属，辅助医护人员。我们的目标服务人群——儿童及其家庭是春苗医务社工的第一服务对象，作为合作方的医护人员是春苗医务社工的第二服务对象。我们很多的干预需要与医护人员进行合作、磋商、协调，从而为我们的第一服务对象提供足够的社会支持。基于这种情况，我们需要同时和患者及其家庭、医护人员建立良好的关系。

①与患者和家属建立关系与维护。

如果医务社工的服务对象是儿童，除了对服务对象给予特别关注之外，也应向其家属提供专业服务，帮助其解决和预防社会问题，恢复和发展社会功能，因为这也有利于患者的康复和社会适应。

家属是患者的重要他人。在社会心理学中，重要他人是指在一个人的

---

① 郑雄飞. 医患关系的伦理透视和实践理性. 北京社会科学，2009（2）：56-61.

② 赵怀娟，宋宇宏，杨正霞. 医务社会工作. 北京：北京大学医学出版社，2015.

③ 刘继同. 医务社会工作导论. 北京：高等教育出版社，2008.

社会化及人格形成过程中具有重要影响力的具体人物，通常包括父母、祖父母、兄弟姐妹，或者其他长辈、老师、同学等。在医务社会工作中，要注重患者家属的服务，因为某个家庭成员可能是患者的重要他人，其思想、认识和行为表现会对患者的身心康复有非常大的影响。

家属可以满足患者在身心和情感上的需求，儿童在患病期间，特别需要家庭成员的感情支持和理解。因此，医务社会工作者需要做好家属服务，帮助他们正确认识疾病和了解患者所需，这对于患者恢复身心功能十分关键。

②与医护人员建立关系并维护。

合作机构的医务社会工作者可通过以下方式与医护人员建立关系并维护它。主要关系建立点为如何提意见、提要求等。

a. 与医护人员会面，介绍基金会宗旨、服务项目等；

b. 建立微信群，互相沟通与交流；

c. 邀请医护人员参观基金会，给予指导等；

d. 汇报项目进展；

e. 邀请医生、护士等参加讲座与培训；

f. 及时传播基金会信息与发展新方向。

③面向医护人员及医疗团队的工作策略。

a. 介绍小苗医务社会工作者，让医护人员更了解医务相关的社会工作；

b. 协助医疗团队了解患者的需要与问题；

c. 为医护人员提供相关的社会工作培训。

春苗医务社会工作救助服务介绍

一 春苗医务社会工作服务项目

针对服务人群面临的这些问题和背后存在的需求，春苗建立起医务社会工作服务项目（以下简称"春苗医务社工项目"），希望通过春苗医务社工项目为0～18岁的复杂先心患儿和早产儿提供"以儿童为中心"的关注"生物-心理-社会"的全人医务社会工作服务（以下简称"医务社工服务"）。项目遵循社会工作服务理念，通过专业的医务社工服务，帮助先心病患儿和早产儿及其家庭，使患儿得到及时的治疗，减轻家庭的多重压力，同时拥有良好的医疗体验，从而使得这些患儿和家庭安然度过疾病的生活历程危机，降低疾病对患儿造成的影响程度；项目积极开展社会工作者培训，开发实习基地，逐渐形成一套"产-教-研"一体的慈善服务体系，为行业输送拥有实践能力的专业人才。

春苗医务社工服务包括以下三个层次。第一，基本医疗保障。根据患儿的基本病情诊断、基本费用预算、基本预后等信息，梳理家庭社会资源网络，协助患儿家庭筹集医疗资金和资源，确保其有条件接受基本治疗。第二，疾病心理适应。评估患儿及其家庭在疾病适应中所处的阶段，结合家庭社会支持网络，增强家庭社会适应能力，缓解焦虑和不适情绪，促进家庭享有良好的就医体验，顺利完成治疗，提高治疗依从性。第三，社会功能恢复。协助患儿家庭制订出院计划，跟进患儿康复情况，了解家庭经济恢复状况，保障患儿的社会融入。

从上述介绍中可以看出，经济救助是医务社会工作者最基础的工作，但却是非常重要的工作。

二 经济救助服务

春苗基金会自成立以来，一直以救助类社会工作服务作为先行服务以及核心服务。中国的重症儿童服务基本都是基于重症儿童最重大的需求——资金支持发展而来，孩子的家庭成员作为孩子的监护人、养育人，为孩子的治疗负主要责任，他们也是最容易被重症儿童影响的，所以重症儿童所在的家庭是春苗经济救助工作的主要工作系统。

相较于其他地区与国家，在中国，医疗系统中产生的社会问题具有以下特点。

（1）中国社会保障体系仍然有着广覆盖低保障的特点；同时在保障中会对一些病种（如简单先心病）进行高保障，其他病种（如复杂先心病）的保障水平却不高。这也导致一些疾病实际报销比例不高，家庭仍然需要承担较多的治疗费用，而这会为这些大病家庭带来沉重的经济打击。

（2）中国社会保障政策的具体实施与区域性财政能力挂钩，这样便会导致不同地区的医疗保险报销情况不同。同时，政府部门很少提供及时的报销政策咨询服务。以上情况会导致重症儿童及其家庭无法获得医疗保险报销相关信息，从而进一步降低社会保障体系对于大病家庭的支持。

（3）社会组织的社会支持体系碎片化。虽然有很多社会组织参与到大病家庭的经济救助中，但各个社会组织的救助标准、流程、批复额度均会有差异，尚未形成统一的行业性救助标准，造成民间社会救助的碎片化，也使得重症儿童家庭实际得到的支持可能会不足。

（4）医疗水平的进步和治疗费用的增长。近些年，重大疾病的治疗水平上升以及治疗费用的增长，使得重症儿童家庭的放弃治疗的行为减少，但这些因素共同加剧经济压力的上升，获得社会支持的需求也随之上升。

综上所述，虽然社会支持体系在不停地完善，但是距离患儿及其家庭仍然存在递送的"最后一公里"问题，这也促使春苗选择以救助类社会工作服务切入，从而使得重症儿童家庭及时得到社会救助类的相应信息，协助其链接相应的社会资源和家庭内部资源，从而帮助他们减轻经济负担和相应的精神负担。

我们主要阐述了救助类社会工作服务的现行流程、操作标准，期望更多的同行能够进一步在春苗的救助类社会工作服务标准之上完善中国救助类社会工作服务的形式和内容，生成新的团体标准甚至行业标准。

三　个案经济救助的概念及工作流程图

治疗过程是否顺利受到多种因素影响，如患者的情绪、药物的疗效、患者的经济条件等。当前，"看病贵"依然是临床治疗领域存在的普遍现象，一些患者承受着很大的经济压力和精神压力，甚至因病返困、因病致困，或不得不中断治疗。

医务社工为该类患者提供专业服务时，经济救助作为服务的主要内容之一，旨在为该类患者寻求、整合社会资源，帮助符合标准的患者提出申请，获得援助，从而缓解经济压力，使患者能够安心治疗和康复。医务社工对患者的经济救助一般是通过个案工作的服务方式来具体实施的，通过为患者提供物质性帮助、为其增强或重建社会支持网络，从而提升其解决问题的能力和信心。

春苗主要的服务人群——复杂先心和早产儿人群中，随着治疗的推进，巨大的费用开始累积，大多数患儿的家庭在社会保障的支持下，可以承担自付医疗的费用，但是仍然有少数家庭（按照春苗的工作经验，这一比例约为 10%）会因为多种原因（患儿病情过于严重导致费用过高，累计甚至高至百万元；多次反复手术和入院；家庭有其他致困因素——其他成员有重大疾病或者存在严重残障；家庭长期失业或者缺乏收入和劳动人口；等等）仍然需要承担报销后的高额自付治疗费用，而这样的情况会让这些原本抗风险能力很低的家庭再次陷入困境，因病致困、因病返困。因此，医务社工为患儿家庭开展的大部分工作是个案经济援助的服务。春苗医务社会工作个案工作流程包括接听热线电话、接案、需求评估、确定服务目标、介入服务、评估结案与定期回访。个案基本流程如图 1-3-1 所示。

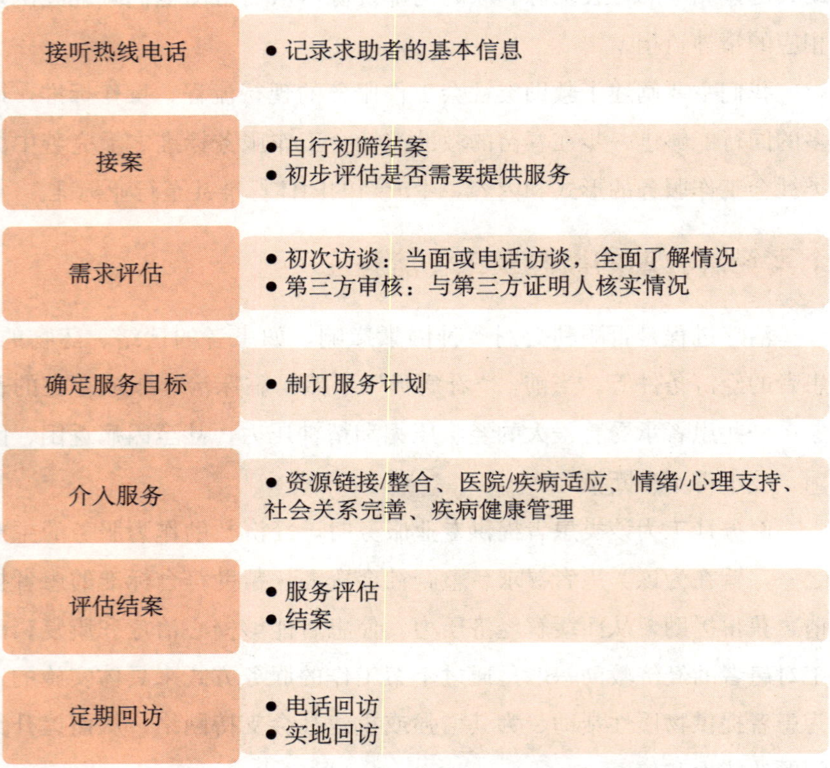

接听热线电话	● 记录求助者的基本信息
接案	● 自行初筛结果 ● 初步评估是否需要提供服务
需求评估	● 初次访谈：当面或电话访谈，全面了解情况 ● 第三方审核：与第三方证明人核实情况
确定服务目标	● 制订服务计划
介入服务	● 资源链接/整合、医院/疾病适应、情绪/心理支持、社会关系完善、疾病健康管理
评估结案	● 服务评估 ● 结案
定期回访	● 电话回访 ● 实地回访

图 1-3-1 个案工作基本流程

参考文献

1. 赵怀娟，宋宇宏，杨正霞. 医务社会工作. 北京：北京大学医学出版社，2015.

2. WOODSIDE M，MCCLAM T. Generalist case management：a method of human service delivery. 4th ed. Pacific Grove，Belmont：Brooks/Cole，2013.

3. 张雄. 个案社会工作. 上海：华东理工大学出版社，2002：90-104.

4. 伍德赛德，麦克拉姆. 社会工作个案管理：社会服务传输方法（第四版）. 隋玉杰，等译. 北京：中国人民大学出版社，2014：4.

第二部分

重症儿童救助实务案例

"守得云开见月明"

社会生态视角下医务社会工作者介入贫困重症儿童个案

案例编写者：李梦

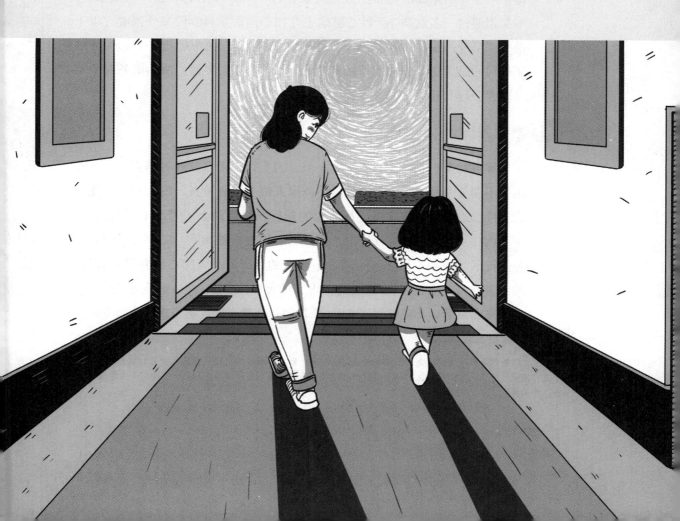

"守得云开见月明"

——社会生态视角下社会工作者介入贫困重症儿童个案

　　当原本贫困的家庭还需照顾病情危重的大病孩子时，便可能会造成家庭与环境的失衡。这种非预期的困难生活转型（transfer）加上就医环境带来的压力，会使得家庭与外界环境的交流和互动受阻，在筹集资源、适应新的互动环境方面（医院病房对于家庭就是全新的互动环境）面临新的挑战，最终可能会削弱家庭的环境适应能力，从而影响到患儿的治疗进程。因此对于特困家庭的危重症服务对象而言，医务社工的专业介入很重要。本文拟通过一名复杂先天性心脏病患儿在中国医学科学院阜外医院（以下简称"阜外医院"）求医的案例，探讨在社会生态视角的指导下，医务社工如何通过聚焦服务对象系统①与环境之间的互动界面，协助服务对象系统改善心理和环境状况。

一　案例背景

　　服务对象小亚，是一个 2 岁 4 个月的女孩，来自陕西省延安市。小亚出生不到 2 个月时，因为呼吸急促被家人带去医院检查，发现她患有复杂先天性心脏病和严重肺炎，从此她的爸爸妈妈便踏上了带她求医的道路。一年内，小亚因为肺炎反复出入院，家底也慢慢被掏空。2017 年 8 月，小亚进行了第一期心脏手术，经过一年多的休养，小亚的心脏并没有好转。2019 年 5 月，小亚一家人坐上了来北京的火车，准备在阜外医院接受治疗。

　　来北京后，小亚妈妈于 6 月 25 日向春苗基金会发起了求助，医务社工

---

　　①　服务对象系统是指社会工作服务的对象，也是社会工作服务的直接受益人，服务对象系统可以是个人、家庭、团体、组织和社区。参见民政部社会工作人才队伍建设领导小组．社会工作实务（中级）．北京：中国社会出版社，2007。

评估小亚家庭存在治疗费用的缺口和异地求医环境适应的需求，所以于 7 月 2 日正式介入小亚的服务。

二　案例简介

小亚本次治疗过程比较曲折，经历了三次出入院：手术之前因为肺炎转入北京儿童医院治疗；肺炎治疗结束后再转入阜外医院进行手术；手术恢复出院之后又因为膈肌高导致呼吸窘迫再次入院，治疗时间长达 3 个月。由于术后康复时间比预期长，小亚最终的治疗费用也高达 34 万元。

小亚本次来京治疗的照顾者是妈妈、爸爸和奶奶。小亚妈妈患有严重贫血，每年有 4 个月需定期服药，身体条件一般；爸爸身体健康，学历较低，个人能力比较一般；奶奶患有宫颈癌，已做手术，目前带癌生存。一家人住在阜外医院附近的一间家庭旅馆，房间没有窗户，只有一张床，一家人挤在一起。

三　接案与预估

（一）基本情况

1. 疾病情况

服务对象小亚患有复杂性先天性心脏病，具体诊断为：肺动脉闭锁矫治术后，肺动脉重度狭窄，室间隔缺损，室水平双向分流，永存左上腔静脉。小亚主要的病情表现为：手、嘴紫青，呼吸困难，不能运动，相比同龄孩子生长发育缓慢等。因为小亚第一次手术不算成功，本次治疗需要在拆除上次手术的基础上重新做，情况非常复杂；加上她身体条件较弱，本次只能进行分期手术[①]，入院时医院给出的手术预算为 18 万元。

2. 家庭情况

从服务对象小亚的家庭结构图（见图 2-1-1）可以看出，小亚的家庭中有两个大病患者（小亚的奶奶和小亚），小亚的爷爷和妈妈身体也不太

---

① 分期手术或姑息手术是指在目前病情下尚不能进行根治而采取的手术或治疗，目的是尽可能缓解和控制病情，为下一步的根治创造有利条件。参见李守军. 复杂先天性心脏病姑息手术.（2011-12-14）[2021-08-18]. https：//www.youlai.cn/ykk/artice/26366.html.

好。奶奶带癌生存；爷爷有胆结石，需要手术，但是为了服务对象小亚治病一直没有开刀，靠药物维持；妈妈有严重贫血，一年吃药大概需要花费6 000多元。

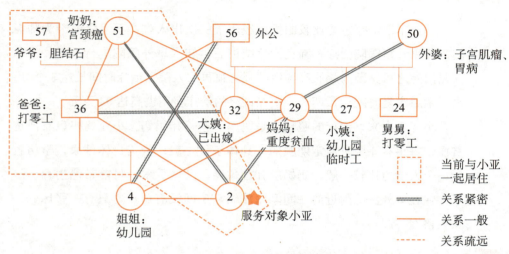

图 2 - 1 - 1　服务对象家庭结构图

3. 经济情况

服务对象家庭主要收入来源是爸爸和爷爷打零工的工资和每个月1 465元的低保户补贴，年收入为4.5万元左右。高达42万元的家庭负债，主要都是为奶奶和小亚治病所借。负债中的20万元的是民间个人借贷，利息高。总体来讲，服务对象小亚的家庭有很大的经济压力。

4. 情绪状态

小亚妈妈在她术前情绪非常焦虑，一是担心她的病情，二是焦虑筹不到资金。小亚第三次入院后，小亚妈妈情绪崩溃，为了筹集治疗费用上街乞讨。在保守治疗后服务对象第二次转陪护，但小亚妈妈的情绪依旧紧绷，一直想找医生询问为什么不给她做手术。

小亚手术之前情绪较稳定，但由于在重症监护病房（ICU，可简称为"重症"）恢复时间比较久，转陪护之后，出现了不愿意让除妈妈外的家人陪护的情况。

其他陪同小亚来京治疗的人员中，爸爸情绪比较稳定，奶奶因身体欠佳中途回家休养了。

5. 社会支持

在经济方面，服务对象小亚能得到的家庭支持较弱：妈妈有三个兄弟姐妹，工作收入都比较低；外公外婆都为农民，外婆还患有大病，无法提供很多经济上的支持。但小亚的主干家庭成员之间关系较紧密，心理上能够形成比较好的家庭内部支持系统。其他社会支持方面，小亚的父母对阜外医院现有的公益资源有一些了解，也寻求了一些网络资源，包括发起了"水滴筹"，在快手上发布服务对象的相关信息等。总体来讲他们会想办法寻求社会支持，但是网络资源的筹集效果相对来讲不理想。

6. 服务对象系统

服务对象小亚以及她的家庭是本次个案服务的服务对象系统，其中，小亚妈妈是主要照顾者和促使小亚顺利就医的主导者，因此是改变的主要媒介和医务社工的主要工作对象。

(二) 需求评估

社会生态图是从社会生态视角进行评估的主要工具，可以清晰地展现服务对象小亚所在的环境以及可能的环境压力或环境资源。医务社工绘制出了服务对象家庭生态图（见图2-1-2）。

利用图2-1-2以及图2-1-1，医务社工聚焦于服务对象系统的家庭和环境支持网络。从生态系统视角出发，分析了服务对象系统与所处环境互动中存在的不适应和相应的环境资源。服务对象系统与所处环境互动的不适应包括家庭贫困的经济情况与高昂的治疗费用之间的差距导致的不平衡、服务对象家庭与医疗机构沟通的信息不对称、因为服务对象病情出现的家庭动力的变化等。小亚及其妈妈所处环境中的环境资源包括与阜外医院合作的多家基金会的支持、政府支持及社会福利、医务社工支持等。

根据上述分析，医务社工对服务对象小亚以及服务对象系统的需求进行了预估：

1. 经济需求

服务对象小亚患有重大疾病，手术预算为18万元，前期无法确定医保可报销额度，可能面临着因缺少资金而无法手术或者术后无法及时缴纳费

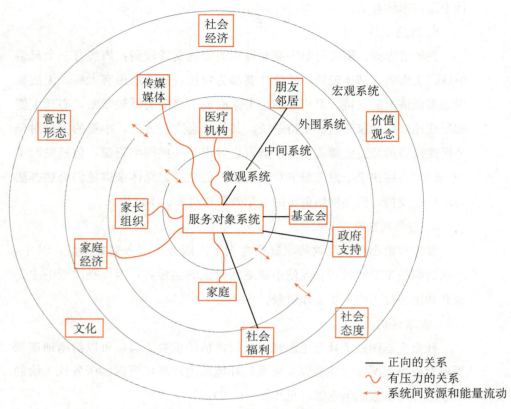

图 2 - 1 - 2　服务对象家庭生态图

用影响用药等问题。

2. 主要照顾者的环境适应与调适需求

小亚妈妈的环境适应能力，以及面对服务对象需求时所需要的应对和利用资源的能力之间的不平衡，造成小亚妈妈在治病过程中产生各种压力，具体包括求医过程中面临陌生环境的压力、服务对象治疗费用的压力、面对服务对象病情严重反复甚至病危时的压力等。

3. 入院适应需求

服务对象小亚有医疗行为、病房环境、术后饮食的控制等适应问题。

4. 医患沟通需求

主要照顾者小亚妈妈需要协助小亚配合医护人员进行病情检查，帮助她遵从医嘱；小亚由于病情重，治疗时间可能较长，妈妈还需要和医生沟通情况。

四　理论与实务模式应用

（一）社会生态视角

社会生态视角是一个开放的体系，它融合了不同的人类行为理论和社会工作实践理论。社会生态视角理论认为服务对象所经历的困难为"生活中的问题"（problem in living），人们遇到的很多问题不完全是由个人原因引起的，社会环境中的障碍也是导致问题产生的重要因素。杰曼（Germain）和吉特曼（Gitterman）（1980，1996）提出生命模式，认为人会持续地与其环境的不同层面进行交换并适应之，他们改变环境亦为环境所改变，这是一种交互性适应。根据格林（Greene，1999）的归纳，社会生态视角有以下基本假设。

（1）个人-环境构成一个统一的系统，该系统中人与环境相互影响，形成一种互惠性关系。

（2）个人的行动是目标取向的，是有目的的，人类为了更好的生存环境而抗争，个人对环境的主观意义对于发展是重要的。

（3）个人的生活经验是可以产生积极改变的。

（4）为了帮助服务对象，医务社工应该随时准备干预服务对象所在生活空间的各个层面。[1]

社会生态视角在社会工作实务中有如下运用：

（1）强调整体环境中完整的人，注重个人的整体性，强调人与环境交叉互动、相互影响。

（2）强调社会系统，从服务对象的处境出发，看到他们的限制和机会，采用积极的视角，在不利情境中看到改变和进步的可能性。

（3）注重运用社会资源（包括正式和非正式的社会网络资源）满足服务对象的需要。[2]

---

[1]　何雪松.社会工作理论.上海：上海人民出版社，2007.
[2]　派恩.现代社会工作理论.3版.冯亚丽，叶鹏飞，译.北京：中国人民大学出版社，2016.

在此案例中，服务对象小亚面临的"生活中的问题"，其形成原因除了她先天性身体条件不足之外，更有着家庭、医疗环境、社会福利等多方面的影响。因此，医务社工认为采用社会生态视角来分析服务对象系统的需求，为服务对象系统提供服务比较适合。

依据社会生态视角的观点，医务社工将服务焦点集中于三个方面：一是通过资金救助、信息支持、情绪支持等具体手段帮助小亚妈妈应对环境性压力；二是通过发现和动员小亚妈妈的优势（包括环境优势），提高小亚妈妈的胜任能力，以及家庭社会交往和环境适应的能力；三是协助服务对象系统与医疗系统顺畅沟通，增强社会环境对服务对象与其家庭需求的支持和发展的协助。

（二）优势视角

优势视角理论立足于对病态模式的反思和批评，核心概念是围绕洞察服务对象的优势和资源而形成的。几乎所有的事情在某种特定的条件下都可以被视为一种优势，包括体验、个人品德、天赋、感悟、故事、灵性、意义和社区资源。寻解治疗为优势视角理论提供了支持，寻解治疗聚焦于服务对象的优势和能力，将服务对象的问题非个人化，致力于探索未来的可能性。[①]

优势视角理论的实践原则是从服务对象或服务对象系统的优势出发，并致力于从一个合作的专业关系进入社会工作干预实践，在合作中寻求可能性。实践原则主要包括以下几条内容：医务社工在实践中要以一种乐观积极的态度看待服务对象系统，疾病可能是挑战和机遇，与服务对象合作寻找其环境中的资源。[②]

在此案例中，医务社工探索并利用服务对象系统中的优势，促进服务对象系统的成长。医务社工认为服务对象系统的个人和环境资源优势包含以下几点：社会资源的支持，包括政府补助、医保支持、基金会支持等；朋友、邻居等给予的帮助；家人精神上的支持；服务对象妈妈愿意为了服务对象健康付出一切努力的决心和毅力。

[①②] 何雪松. 社会工作理论. 上海：上海人民出版社，2007.

五　服务计划

（一）服务目标

1. 总目标

协助小亚妈妈提高面对压力性生活情境的掌控能力，促进小亚顺利完成治疗过程。

2. 具体目标

（1）协助小亚提高与外界系统顺畅沟通的能力。

（2）协助小亚及家属申请经济救助，发掘环境资源。

（3）关注和缓解小亚妈妈的情绪压力，协助她一起强化自身能力。

（二）服务计划

（1）帮助服务对象家庭链接资源，协助申请术后资源，筹募治疗费用。

（2）提供动态服务，不断跟进小亚的治疗进展，给小亚妈妈提供支持。

（3）运用优势视角理论，关注小亚和妈妈的能力与优点。

（4）倾听、陪伴、共情小亚妈妈，协助她应对医疗环境中的压力。

六　服务过程

服务对象小亚本次治疗过程是从 5 月 20 日住院到 8 月 27 日出院，共持续了 99 天；医务社工本次服务过程是从 7 月 2 日接案到 12 月 18 日结案，共持续了 169 天。基于社会生态视角的生活模式的实践包括三个阶段：初期、持续过程和结案，每个阶段有不同的服务目标和服务方式。下面将结合本案例的具体实践，展现医务社工各阶段所设定的目标以及使用的策略。

（一）初期：创造接纳性和支持性服务环境，与服务对象妈妈建立专业合作伙伴关系

医务社工接案后对小亚的治疗情况进行了初步了解，7 月 4 日与小亚妈妈约在阜外医院办公室进行初访。访谈前医务社工首先将访谈物资收纳整齐，准备好热茶水。医务社工提前去约定地点等待小亚妈妈，将其引导

至办公室。访谈开始前医务社工先自我介绍，告知她当天的流程和大概所需的时长，之后才开始正式访谈。

访谈过程中，医务社工向小亚妈妈了解小亚本次治疗相关情况、家庭经济情况、债务情况、家庭成员的健康情况以及家庭支持系统情况。医务社工向小亚妈妈了解小亚的求医经历时，说到做一期手术时没有来北京，小亚妈妈潸然泪下："那时候我想来北京，但是家里人都说北京贵，所以没来，如果当时来了就好了……"面对小亚妈妈流露的自责情绪，医务社工首先通过运用一些支持性技巧对她为小亚做出的努力给予肯定，其次帮助小亚妈妈梳理自己的内疚情绪。医务社工借鉴寻解治疗的未来取向[①]，不和她对过去做过多探讨，而是引导她展望本次手术，将"现在已经为孩子选择了全国最好的心脏医院，医生说这次手术成功的概率很大"的希望植入她的信念之中。

整个初次访谈过程持续了近一个小时，医务社工在评估小亚妈妈与环境的配合度的基础上，采取开放和包容的态度面对小亚妈妈的言行，在过程中使用"您真的很不容易"等语言表达对她的理解。通过微微靠近小亚妈妈、真诚地与她进行眼神交流、分享医务社工所知类似患儿的经历等方式给予她情绪支持。另外医务社工会使用"您觉得我们可以一起为孩子做些什么呢"的话术引导小亚妈妈认识其与医务社工的合作关系。

医务社工总结与反思：

医务社工与服务对象妈妈此次会面的目的是与其建立专业伙伴关系，为其创造一个接纳性和支持性的服务环境。为了达到此目标，医务社工所做的工作包括：

（1）提供一个安静舒适的物理环境。

（2）清晰地向服务对象妈妈描述可提供的服务，以及机构和医务社工的角色和职责。

（3）通过自我披露等方法与服务对象妈妈产生连接，给服务对象妈妈

---

① 何会成，朱志强. 寻解导向治疗：于社会工作的应用. River Edge, New Jersey：八方文化企业公司，1999.

创造接纳性环境，引导其表达自我感受。

（4）在与服务对象妈妈的接触中表达同理心，鼓励服务对象妈妈表达自己的希望和选择。

初次见面后，医务社工基本达到了预定的目标。医务社工在利用社会生态视角评估服务对象的家庭系统时，要在微观、中观、宏观系统多种要素相互作用的社会环境背景下，仔细了解每个系统，鉴别系统间交流的正常与非正常情况，以决定谁是应该干预的对象。在本案例中，通过对服务对象家庭系统的全方面评估，医务社工了解到服务对象妈妈是促进服务对象小亚就医的主要动力，因此接下来的工作也会主要围绕服务对象妈妈开展。

（二）持续过程：改善服务对象妈妈面对压力性生活情境、环境挑战和充分利用环境资源的控制感

第一阶段：通过社会工作评估，确定服务对象妈妈目前最着急的是解决资金缺口的需求。

医务社工首先表示会和小亚妈妈一起强化其筹集资源的能力：协助她查找阜外医院现有的其他公益资源；帮助其填写其他基金会的申请表格；当她不知道如何与基金会工作人员沟通时，给其提供一些指导（包括告诉服务对象妈妈基金会工作人员一般都需要哪些信息，与工作人员沟通的流程等）。其次，尽快开展春苗的资金审批工作，并将批复结果告知小亚妈妈。最后，医务社工了解到小亚一家在京生活拮据，提出帮助小亚妈妈申请春苗的生活补助。

7月15日，医务社工与小亚妈妈约定在医院会面，本次会面参与人有小亚的妈妈、爸爸和奶奶。医务社工做了以下工作：第一，给小亚妈妈送了"妈咪包"①，给小亚送了玩具和纸尿裤，通过送些小礼品拉近和服务对象家庭的距离；第二，帮助他们填写补助款项申请表，告知生活补助申请的额度；第三，与小亚妈妈签署春苗与受助家庭的受助协议，向她澄清受助协议需要注意的事项。医务社工再次回答了小亚妈妈对基金会资金拨付流程

---

① 妈咪包是指为方便妈妈照顾婴幼儿而设计的一种包，通常用来分门别类地收纳婴幼儿和妈妈的用品，为带孩子外出的妈妈提供方便。

的疑问，给予其家庭更多信息，鼓励他们反馈现在其他基金会申请的情况。

医务社工了解到小亚一家现在非常焦虑，主要是因为对基金会资助的不确定、对孩子病情恢复较慢的恐惧和筹钱难等。医务社工通过引导服务对象系统地重新认识现在的情况来缓解他们的焦虑情绪，比如小亚现在已经顺利完成手术，能申请的基金会已经全部申请通过，可以在网络平台继续筹集资金等。

医务社工总结与反思：

医务社工这一段时期的目标是提高服务对象妈妈筹集资源的能力，重构服务对象妈妈对服务对象目前医疗情况的认知。医务社工通过与服务对象妈妈合作，链接服务对象妈妈与组织资源，推动服务对象顺利完成手术。通过这一阶段医务社工的介入，服务对象妈妈能够更加积极主动地寻求资源，并在短视频平台发布服务对象的信息，寻求更多帮助。医务社工在服务过程中接触到了服务对象的其他家人，但是医务社工并没有对其他家属进行深入的服务，因为通过医务社工观察评估，服务对象妈妈在本次治疗过程中扮演主要决策人的角色。医务社工应该注意服务对象与各个系统的关系是动态的，医务社工需不断地对服务对象与环境的关系做出新的判断。在这个阶段的后期，服务对象已经完成手术，服务对象妈妈的关注点已经从凑齐手术费用使服务对象完成手术的资金焦虑，转为对她术后恢复的病情焦虑。对此，医务社工所提供的服务也应该快速地做出相应调整。

第二阶段：通过持续跟踪服务对象的病情进展，协助服务对象妈妈面对医疗环境中的压力。

第一次跟进：服务对象小亚 7 月 11 日手术之后，恢复比较缓慢，在重症监护病房待了 11 天，小亚妈妈的情绪一直比较紧张。其间医务社工每天都会与小亚妈妈联系，了解小亚的最新情况，但是仅限于病情，对小亚妈妈的情绪照顾比较表面。所以，医务社工借收取生活补助收条的机会，约定与小亚妈妈见面。7 月 22 日，医务社工在医院的家属等候区与小亚妈妈见面，医务社工找了一个相对安静的角落等待她。小亚妈妈背着一个破旧的双肩包，急匆匆地赶到与医务社工约定的地点。医务社工站起来向她打招呼，请她坐下。小亚妈妈脸色苍白，眉头紧锁。医务社工了解到小亚妈妈这么着急是因为小亚奶奶最近病倒了，但是因为没钱医治只能在医院门诊简单地挂盐水缓解。具体对话片段如下。

> 医务社工为了帮助小亚妈妈发掘现在还有的优势，询问道："现在咱们确实挺困难的，那在这么难的时候，还有哪些人能够帮助到咱们？有您可以寻求到一些支持的人吗？"①
>
> 小亚妈妈想了一下说："孩子爷爷还在想办法借一些民间贷款，平常在家孩子奶奶都是他照顾的，也许把她送回去休养更好吧！家里人虽然身体都不太好，农村的，也没啥能力，赚不到什么钱，但是我们是一定要给这个孩子看病的。"
>
> 医务社工："咱们家确实很团结，一家人为了给孩子看病都付出了很多努力！"

本次沟通过程中，医务社工主要通过挖掘服务对象妈妈现有的优势，倾听她的情绪，来缓解她的焦虑。

第二次跟进：7月29日，服务对象小亚的病情依旧恢复得比较缓慢，在重症监护病房待了18天，欠费近20万元；小亚妈妈非常焦虑，情绪紧张。医务社工了解到小亚在重症监护病房缺少纸尿裤，所以借给她送纸尿裤的契机，与小亚妈妈见面。本次见面，医务社工主要运用优势视角理论开展工作，帮助小亚妈妈从积极的方向来看待小亚的术后恢复。比如"医生说小亚的情况在慢慢变好，可能很快能转入小监护室"。医务社工问小亚妈妈："您陪孩子这一路看病走过来真的很不容易，您觉得这些困难会给您特殊的力量吗？"② 小亚妈妈认为虽然从小亚出生以来，她就不停地奔波往返于医院，但是自己确实也更加坚强了，对如何去医院看病了解了很多，对照料小亚也越来越得心应手了。医务社工说："我觉得您真的很厉害，您之前带孩子去了那么多家医院看病，最终都顺顺利利地回家了，我

---

① ②　优势视角干预技巧问句参见萨利贝. 优势视角：社会工作实践新模式. 杜立婕，袁圆，译. 上海：华东理工大学出版社，2015。

相信这次也可以的。"

医务社工重视与小亚妈妈交流的过程和结果。交流中医务社工能看到小亚妈妈有时能积极正面地应对求医环境，并试图将这些积极情绪转移到更多的情境中去。

8月11日小亚妈妈告知医务社工，医院已经安排小亚出院。

第三次跟进：医务社工8月12日晚看到小亚妈妈的朋友圈，得知服务对象小亚出院后再次入院，为了筹集医药费，小亚妈妈举着手写牌子在医院附近乞讨。医务社工赶紧联系她，并约定第二天去医院跟进情况。

8月13日傍晚，小亚妈妈接听完医生的病情告知电话，正在着急地帮小亚买日用品送到重症监护室。小亚妈妈看上去六神无主，说话略有些语无伦次，语速很快。为了让小亚妈妈放松一点，医务社工一开始并没有直接询问小亚的情况，而是和小亚妈妈说："我只是来看看您有什么需要的。"小亚妈妈不断重复："我要去给娃买东西。"医务社工便询问小亚妈妈："小亚妈妈，重症监护室的医生说要给孩子买什么？"医务社工希望通过聚焦具体的需要完成的目标，帮助小亚妈妈稳定情绪。小亚妈妈稍微回过神，说出了需要购买的东西。医务社工便询问是否可以陪着她一起去买，得到小亚妈妈的同意之后，医务社工便一边陪伴小亚妈妈买东西，一边和她沟通。

本次会面中医务社工主要做了三部分工作：了解服务对象的这次治疗过程及最新病情，帮助梳理情况、链接资源和提供情绪支持。

（1）了解服务对象的治疗过程及最新病情。服务对象小亚8月9日出院后，小亚妈妈观察到她呼吸有些困难。8月10日小亚妈妈先带服务对象去阜外医院看病，但由于是周六，小亚之前的主管医生并不当值。于是小亚妈妈带小亚去儿童医院检查，儿童医院的医生表示小亚必须马上插管，不然会有生命危险。小亚妈妈急忙通知阜外医院的医生，阜外医院的医生说自己的医院对小亚的情况比较了解，建议先回来住院。医务社工在了解小亚再次入院经历的过程中耐心聆听，在小亚妈妈述说的间隙，运用真诚和同理的技巧回应小亚妈妈，用"幸亏您及时发现了孩子的不对劲""我觉得您真的很难，太不容易了！""我知道孩子的病情出现了反复，您的心里肯定很不好受"等话术表示理解她求医过程的艰难和承受的压力。

服务对象小亚因为膈肌高导致呼吸困难，医生说需要在重症监护病房观察1～2个月，甚至可能需要再次手术。医务社工回应服务对象妈妈："孩子年纪小，抵抗力也比较弱，病情有时候出现反复也是正常的。孩子之前这么大的手术都挺过来了，而且现在在重症监护病房有医生精心照料，您在外面要照顾好自己，等小亚出来了才有力气照顾她呀。"医务社工通过强调小亚目前已经得到了最好的医疗照顾，来安抚她妈妈的情绪。

（2）帮助梳理情况，链接资源。服务对象家庭已经只剩下两间土窑，能借的钱都已经借了，家庭基本已经无法筹集到资金。面对这种情况，第一，医务社工建议小亚妈妈去寻找其他的社会资源，并向她推荐了一些可能能帮助他们筹集资金的渠道；第二，因为小亚还需要在京治疗一段时间，所以医务社工建议小亚的爸爸和妈妈去找一些临时工作，这样至少可以赚到在京的生活费用。具体对话片段如下。

> 医务社工："如果孩子爸爸一直在北京，他可以在北京找个工作吗？打零工这种的。"
>
> 小亚妈妈："不知道在哪儿找啊。"
>
> 医务社工："你可以去一些招聘软件上看看，会有些零工的招聘。"
>
> 小亚妈妈："我去看看那边（指向医院后面）的饭馆，看他们要不要服务生。"
>
> 医务社工："可以啊，如果时间长，你也可以尝试找半兼职的（工作）。"
>
> 小亚妈妈："就是一小时、两小时的这种？"
>
> 医务社工："对，比如麦当劳、肯德基或者其他快餐店，你去找个工作，打一两个月工，还能有些收入。"
>
> 小亚妈妈："最起码（赚到）生活费啥的吧！如果你不和我说，我还想不起来这些事！"

医务社工尝试用具体的事情缓解小亚妈妈对小亚病情的焦虑，通过对话可以看出小亚妈妈在医务社工的指引下，已经能够很快地发现环境中可利用的资源，也愿意做更多的尝试。

（3）提供情绪支持。医务社工通过陪伴小亚妈妈，让她有宣泄情绪的渠道。以下是服务过程中小亚妈妈的一些情绪表达话语。

> ①"我有时候真的憋不住了，心里面难受得很。"
>
> ②"我不知道跟谁倾诉，心里面有一大堆的委屈，我也不敢和家里人说；如果我在孩子爸爸面前说多了，他心理负担也重。"
>
> ③"这辈子我就不知道亏欠谁了，让这么棒、这么小的一个孩子受这么多苦！"

以下是医务社工的一些回应。

> ①"我知道你肯定很急，也没什么人能陪您说话。有什么需要你就来找我吧！"
>
> ②"我能明白您的心情，家长都很不容易！我会在这边陪着您的！"

医务社工通过让小亚妈妈感受到有一个"伙伴"能在艰难的时刻陪伴她，她能够在伙伴面前表达自己真实的情绪，来回应小亚妈妈的情绪需求。最后小亚妈妈和医务社工道别时，主动握住了医务社工的手说："谢谢你陪我，我感觉你能理解我。"医务社工评估服务对象妈妈在与医务社工交流后，情绪有明显缓和。

第四次跟进： 8月21日，小亚妈妈告知医务社工小亚已经转陪护了，医务社工主动提出去病房探望小亚。小亚经过保守治疗，恢复得不错，医生观察后做出转陪护的决定。但是小亚妈妈还是觉得小亚的病情应该很严重，对转陪护的决定有点一头雾水。所以医务社工准备借着去看望小亚的机会，了解一下小亚妈妈疑问的症结。

小亚妈妈告知医务社工，病区另一个小朋友和小亚有着一样的病情，但是比小亚更严重一点，医生给其做了手术。小亚妈妈对这个不是很理解，认为小亚也应该做手术。医务社工通过引导式沟通明白小亚妈妈是担心小亚的病情会发生反复。医务社工通过强调阜外医院的专业技术水平，让小亚妈妈明白医生的判断都是有根据的，要相信医生，并表示会协助其和医生沟通。

医务社工建议小亚妈妈可以采用更有效的沟通方式向医生询问小亚的病情。首先，想清楚自己最关心的问题。小亚妈妈最关心的是为什么小亚不需要手术，不做手术的话，她的生命安全是否会有保障。其次，告诉小亚妈妈与医生沟通的时候要问自己最关心的问题，但是语速要放慢，让医生能听清楚，医生回答后，可以通过用自己的话再复述一遍的方式来确认医生的意思，可以使用"医生，我这样理解对吗？""医生，您的意思是这个吗？"等语句确认。后来小亚妈妈告知医务社工，在医生查房时，自己通过运用商量好的沟通方式和医生再次沟通了小亚的病情，并最终接受了小亚现在无须手术的事实，心情也放松下来。

医务社工总结与反思：

这一阶段医务社工的主要目的是协助服务对象妈妈面对就医环境的压力。医务社工通过推动服务对象妈妈的优势、提供信息、给予意见等方式，让服务对象妈妈适应就医环境的压力，与环境之间的交流更顺畅。医务社工在陪伴服务对象妈妈买东西的时候，出于对服务对象家庭经济状况困难的同情，犹豫是否应该自己出钱帮助其结账，但是考虑到社会工作者准则和机构原则，最终没有在服务过程中直接出钱"帮助"服务对象妈妈。医务社工在服务过程中要强调服务对象与他人一起工作，重视他人资源，与他人更好地沟通。医务社工应强调服务对象与医疗系统的良好沟通。医务社工也应该辨识服务对象的行为模式，看到积极的可能性和应该改变的地方。

(三) 结案：帮助筹集资金，结案

服务对象小亚出院回家后，所有基金会的资助陆续到账，但是仍欠款12.5万元；服务对象所在地的医保有报销时限，当年发票必须年内报销，所以小亚妈妈很着急，一直在想办法筹集资金。

医务社工一边跟进小亚的恢复情况，一边鼓励小亚妈妈寻找更多的资源，想办法继续筹集资金；同时，还表示她如果能自己筹集到一部分，医务社工会尽力帮助她申请追加资金。

11月18日，小亚妈妈告知医务社工她通过银行贷款、大病二次报销等途径又筹集了10万元资金。医务社工于是追加资金申请，最终帮助服务对象一家补齐欠款缺口，顺利拿到了发票。

医务社工最后还帮助服务对象一家办理了医保报销等事宜，于12月18日与家长商议结案。

医务社工总结与反思：

这一阶段医务社工的主要目标是帮助服务对象家庭补齐欠款并结案；通过动员服务对象妈妈寻找更多资源的方式补齐了欠款，最终与服务对象妈妈顺利结案。

七 结案与评估

（一）结案

服务对象小亚经过休养后病情稳定下来，顺利完成手术并离京；12月18日服务对象一家顺利结清本次治疗费用，顺利结案。

（二）结案跟进

一般救助案例以服务对象离京为结案点，本案例因为小亚一家离京之后仍有较多欠款，小亚妈妈还是比较焦虑，所以医务社工一直跟进到小亚病情稳定，本次治疗的相关事情都结束，才和他们商议结案。服务对象小亚8月29日回家之后，身体状况恢复稳定；10月17日来京复查，各项指标基本正常，但是无法自己行走；次年1月16日，医务社工继续跟进小亚的情况，此时她恢复良好，已经能够自己走动。

（三）评估

1. 目标达成情况

医务社工设定的目标是协助小亚妈妈提高面对压力性生活情境的掌握能力，促进服务对象小亚顺利完成治疗过程。医务社工基本达成了上述目标，小亚本次的治疗过程虽然曲折，但是最后顺利康复出院。小亚目前恢复较好，身体状况较手术前好了一些。

小亚妈妈进行了自我评估："通过这次就医，我感觉我会更加积极主动地考虑如何利用社会帮助了。虽然看病非常困难，但是我和孩子都做到了；我也不那么着急了，我以前是非常着急的人，但是这次经过三四个月最终把钱还上了，只要努力还是会有办法的！"医务社工认为经过本次就医，小亚妈妈对运用社会资源有了更多思考，情绪更加稳定，遇到事情时会更加冷静，应对环境压力的能力也有所提升。

2. 专业关系建立

医务社工与小亚妈妈建立了专业的伙伴关系，双方基于让小亚顺利完成治疗这一共同的前提成为一个紧密的团队。医务社工通过扮演使能者和资源链接者，推动小亚妈妈利用环境资源，形成更好的交换系统。小亚妈妈绝不放弃为小亚治疗的百折不挠的精神一直鼓舞着医务社工。

八　专业反思

（一）理论与模式反思

医务社工主要在社会生态视角和优势视角理论的指导下为服务对象系统提供服务。

社会生态视角是一种综融性的理论。它提出了包括众多因素和不同概念的整合框架。它强调不断变化的环境而非心理学取向，我们不认为服务对象是有"问题"的，而是认为他们遇到了"生活中的问题"，这种理解可以一定程度上摆脱对服务对象的污名化。社会生态视角聚焦于个人及环境之间的互动界面。

在社会生态视角的指导下，医务社工通过与服务对象妈妈建立专业的伙伴关系，协助服务对象妈妈解决生活中遇到的困难，使服务对象妈妈与医疗环境的交流更加顺畅，最终达到使服务对象顺利完成就医过程的目标。在这一理论视角下，医务社工认为服务对象是有能力去满足需求的，医务社工作为服务对象的伙伴，和服务对象一起调适，从而达到平衡。

优势视角理论则更像一种思维模式，它是对社会工作基于缺陷的传统范式的挑战，认为服务对象是有能力解决所遇到的问题的，服务对象是自己的问题的"专家"。[①] 本案例中，优势存在于服务对象妈妈的内部和外部

---

① 萨利贝. 优势视角：社会工作实践新模式. 杜立婕，袁圆，译. 上海：华东理工大学出版社，2015.

资源中，医务社工利用优势视角理论帮助服务对象妈妈建立了持久的价值，认可自己的能力。但是仅仅强调优势视角而忽略服务对象真正面临的客观难题，可能使得优势视角理论在运用中存在一定的局限。比如在此案例中，当服务对象小亚的病情发生突然的变化时，小亚妈妈需要短时间内再次筹集巨额资金，此时医务社工会向小亚妈妈强调她们家庭的优势可能也无法协助她解决当下面临的实际困难。即便医务社工竭尽全力链接社会资源为服务对象筹集资金，但背后还有着大量的社会结构性问题，比如有限和不平等的社会资源、医院的资源、病情的不确定性等，此时单纯地局限在优势上谈优势将毫无助益。因此，在优势视角下，医务社工也需要对这些结构性原因进行探讨和分析。

（二）实务反思

1. 社会工作者角色

在个案介入的各个阶段，医务社工需要扮演不同的角色以推进服务进程。本案例中，医务社工扮演了资源链接者的角色，针对服务对象家庭面临的经济压力，帮助服务对象小亚申请春苗的救助资源和链接外部基金会的资源；面对服务对象家庭在京的生活压力，帮助他们申请生活补助；通过跟踪小亚的治疗进展，帮助其链接当下需要的资源等。医务社工还扮演了使能者的角色，就小亚妈妈来说，她为了给小亚看病想尽办法筹集资金，但面对小亚的病情时，也会产生一筹莫展的情绪。在整个介入过程中，医务社工都要相信服务对象妈妈有帮助服务对象的潜能，并将这种信任反馈给她，帮助其调整情绪，调动其积极性，耐心沟通，激发她的潜能，协助她学会利用自身拥有的资源解决自己面临的困难。

2. 社会工作者专业素养

个案工作是连续的过程，医务社工在运用自己的专业知识、专业方法的同时，还要结合服务对象的特殊性、社会环境的复杂性以及动态性做出专业评估和制定介入策略。由于服务对象的病情发展过程是医务社工及服务对象父母无法预估的，所以当服务对象的病情出现变化时，医务社工就需要根据实际情况快速做出反应，而当下的反应可能会因为医务社工自身专业能力的不足而无法做到全面回应服务对象的需求。因此，医务社工需要做好相应的记录，及时反思并将相应的行为与方法内化，从而在变化中为服务对象提供更好的服务。

本案例中小亚妈妈多次情绪崩溃，由于事发突然，医务社工更侧重于协助她解决"此刻"面临的资金困难，即链接更多资源帮助小亚解决就医费用。但医务社工当时其实可以倾听更多小亚妈妈的内在情绪，先处理好小亚妈妈的情绪问题，给予她更多的共情——先把情绪问题处理好，其他的问题可能会得到更好的解决。

医务社工应注意与服务对象的界限。结案之后，服务对象的家庭成员可能还会寻求医务社工帮助，也会希望给医务社工送礼品。医务社工有义务和责任适时告知专业关系结束的条件，因此在服务过程中，医务社工需要及时告诉服务对象彼此专业关系结束的条件和可能时间。医务社工和服务对象或多或少都会出现离别情绪，因此需要适当地处理专业关系。医务社工在今后的服务中，应确保自己依照专业要求与服务对象建立关系，并及时告知服务对象妈妈结案即表示医务社工与其专业关系的结束，确保服务对象对结束专业关系感到理解。

 参考文献

1. 何雪松. 社会工作理论. 上海：上海人民出版社，2007.

2. 萨利贝. 优势视角：社会工作实践新模式. 杜立婕，袁圆，译. 上海：华东理工大学出版社，2015.

案例二

"超人"爸爸带我闯难关

任务中心模式视角下的胎儿先心个案

案例编写者：任瑞杰

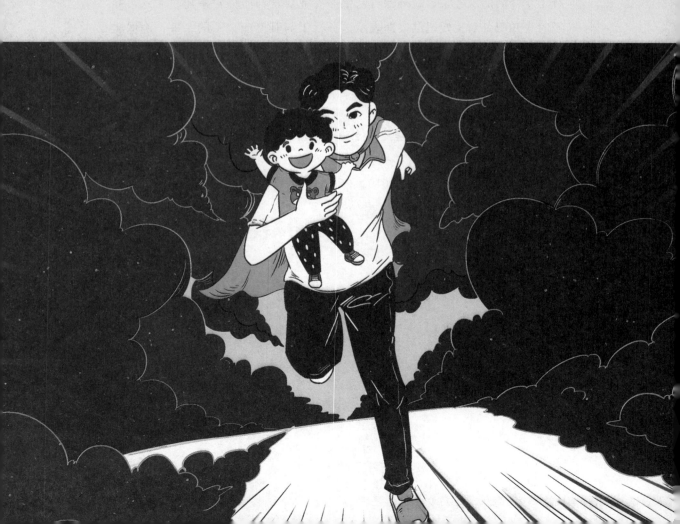

"超人"爸爸带我闯难关

——任务中心模式视角下的胎儿先心个案

随着产前诊断技术的不断发展，胎儿先天性心脏病的检出率显著提高[1]，相应的胎儿/新生儿先心开始成为复杂先心患儿救助领域中一个有集中性需求的新兴人群。相较于传统筛查出现的复杂先心患儿，患有大动脉转位[2]等重症先天性心脏畸形的胎儿出生后，大多需要在新生儿期[3]行急诊或尽早手术治疗。出生后如得不到及时、有效的外科手术治疗，新生儿就会出现缺氧和休克等严重症状，影响生命健康。这预示着家庭经济困难的先心胎儿/新生儿需要更紧急的救助资源整合，以此与医生会诊服务快速衔接，及时完成手术治疗。

本文以阜外医院小儿心脏外科的一名大动脉转位的胎儿先心个案服务为例，探讨医务社工在任务中心模式指导下如何协助服务对象爸爸确定目标，增强自我效能，链接资源，保障服务对象及时得到医疗干预。

一 案例背景

服务对象平安，男，河北省衡水市人，宫内 6 个月发现患有复杂性先天性心脏病，完全型大动脉转位；宫内 8 个月，平安爸爸通过春苗基金会热线进行求助。当时平安妈妈在老家待产，并定时去北京大学人民医院

---

① 王军，吴海波，李亚，等．妊娠合并心血管疾病系列研究（5）胎儿先天性心脏病多学科会诊综合管理．人民军医，2020，63（11）：1134-1140．

② 中国医学科学院阜外医院．大动脉转位．［2021-10-20］．https：//www.fuwaihospital.org/News/Articles/Index/1789．

③ 新生儿期（neonate period）是个体发展阶段之一，指个体出生后第一个月（严格讲为 28 天），是个体从胎内生活到胎外生活的过渡阶段。参见 360 百科．新生儿期．［2021-10-20］．https：//baike.so.com/doc/6190170-6403422.html．

（以下简称"人民医院"）产检，而平安出生后将被转送至阜外医院治疗先心病。平安的预产期为 2019 年 4 月中上旬，但平安妈妈在 38 岁高龄才通过试管技术成功怀孕，医生说有可能早产。经初期评估，平安爸爸面对平安能否顺利出生以及手术不确定性的双重压力，情绪十分焦虑，有很多问题要解决却不知应如何入手，需要医务社工介入。

二 案例简介

服务对象平安是父母历经 8 年求子得来的孩子，宫内 6 个月即发现患有完全型大动脉转位。考虑到孩子的来之不易以及这可能是他们唯一有孩子的机会，夫妻二人决定继续妊娠。在咨询当地几家医院后，他们从医生处了解到，阜外医院有丰富的小儿先天性心脏病治疗经验，且是北京市指定的新生儿先天性心脏病诊断机构和治疗机构，遂决定到阜外医院治疗。因为阜外医院是心血管病专科医院，所以平安妈妈需要先到合作产科医院人民医院进行产检和分娩，并在平安出生后将他转送至阜外医院进一步诊治。

在生产前，平安父母需要办理必要的就医手续，并筹集治疗费用。但跨省异地就医需要来回往返，很多事情办理起来不方便，而长期居留北京又会产生额外的生活费用。因此，考虑到平安妈妈是高龄产妇，需要人照顾，所以平安妈妈留在老家，由平安大姨照顾；平安爸爸则临时在北京远郊找了一份管吃管住的工作，一边挣钱一边办理就医手续。

平安爸爸独自在京，十分牵挂老家的妻子和未出生的孩子，同时需要办理各种手续，还要筹集治疗费用，多重压力让他焦头烂额，不知如何是好。

三 接案与预估

（一）基本情况

1. 疾病情况

服务对象平安在胎儿期被发现患有完全型大动脉转位，是否合并房间隔缺损或室间隔缺损要待出生后再检查确定；平安妈妈需要先在北京的社区办理母子档案，然后在人民医院住院生产；平安是胎儿先心，妈妈又是高龄产妇，有可能早产或提前剖宫产；平安出生后会转至阜外医院治疗，最佳治疗时间是出生后 21 天内；平安术后需要一位合适的女性家属陪护。

2. 家庭情况

平安爸爸，35 岁，初中文化，身体健康，打零工；平安妈妈，38 岁，中专文化，因不易受孕需长时间调理身体，无工作。结婚 8 年来，为了要孩子，夫妻两人压力很大，经常吵架。这次通过试管技术成功怀孕，让坚持多年的他们看到了希望。平安的病，对家庭来说是个重大挑战。

3. 经济情况

因为要通过试管技术辅助受孕，平安妈妈经常不能工作，所以平安爸爸是家中主要劳动力，但工作时长也受到了治疗的影响，家庭经济来源少，年收入约 2 万元。8 年来，吃中药、做试管、胎儿先心检查等各项相关医疗支出约 21 万元。日常生活开销加上大额治疗费用支出导致平安的家庭不仅没有存款，还借了 15 万元的外债，有时需要平安爷爷奶奶补贴生活费。

4. 情绪状态

异地就医的无助感和对老家妻子和未出生孩子的牵挂，让平安爸爸非常焦虑，在沟通时思维混乱、语无伦次，在处理很多事情时杂乱无章、毫无头绪。平安妈妈担心未出生孩子的病情，忧虑孩子出生后的治疗，这使得她情绪不稳定、经常哭。可以说，平安能否顺利出生、能否顺利得到治疗将影响家庭关系的维系和其父母的身心健康。

5. 社会支持

家庭成员：平安爷爷奶奶一直支持平安的父母求子，会在他们生活困难时贴补他们；平安大伯会给予他们经济上的支持；平安大姨会帮忙照顾孕期的平安妈妈，家人可以说是给平安家庭提供社会支持的最重要来源。但因为家人都在河北，且文化程度有限，不方便来京帮忙。

在京熟人：平安爸爸在北京有熟悉的老乡，可以在他办理就医手续时给予一定帮助。其余如病友、基金会等在京社会支持基本没有。

6. 服务对象系统

未出生的平安以及他的家庭是本次个案服务的服务对象系统。其中，平安爸爸是促使平安顺利就医的主导者，是改变的主要媒介，是医务社工的主要工作对象。

（二）需求评估

1. 生理健康的需求

疾病康复是服务对象平安最大的需求，疾病治疗需要医院来完成，医务社工在其中起着辅助作用，主要工作是协助平安顺利就医。

2. 治疗费用的需求

服务对象平安的原生家庭经济基础薄弱，在短时间内筹集 15 万元的手术费用存在困难，医务社工需要协助平安爸爸筹集治疗费用。

3. 社会支持的需求

异地就医产生的经济负担、困难和遥远的距离等，在一定程度上影响了原有支持网络作用的发挥。医务社工需要协助平安爸爸构建更强大的在京社会支持网络，帮助平安爸爸获得及时的经济支持、情感支持以及信息支持等。

四 理论与实务模式应用

（一）任务中心模式

任务中心模式的主要特色是时间的限制与短期的服务，讲究时效对医务社工与服务对象非常重要。医务社工的服务时间及场所时常受限，小儿先天性心脏病的治疗周期短、需求急迫，任务中心模式强调高效简洁，医务社工运用该模式能够为案主提供针对性强、收效快的服务。[1] 本案例中，疾病康复是服务对象平安最根本和最重要的需求，疾病治疗需要医院来完成，保障就医需要医务社工协助平安爸爸来完成。为了在平安出生前完成就医所必需的手续，解决资金不足的问题，医务社工考虑采用任务中心模式。

---

[1] 白倩如，李仰慈，曾华源. 复原力任务中心社会工作：理论与技术. 上海：华东理工大学出版社，2018.

任务中心模式相信每个人都有解决问题的心智与意愿，主张医务社工与服务对象建立一种合作关系，强调要解决的问题是服务对象自己认知到的问题。[①] 本案例中，新生命还未降生，却发现胎儿先心，平安爸爸因此产生焦虑、害怕的反应性情绪压力，解决问题的能力因为情绪压力和资源不足等阻碍发生暂时性中断。但综合评估发现平安爸爸对新生命的期待和对治疗的重视，都使他有较强的意愿去解决问题。改变的主要媒介在平安爸爸身上，医务社工要做的是协助平安爸爸厘清问题，确定标的问题，设立目标。标的问题指服务对象在医务社工的协助下，有意愿采取某些适当的行动，以缓和其问题的严重性。目标明确指出服务对象要完成什么事情或采取什么行动，包含服务对象想要达成的期待和想要的改变。医务社工应与服务对象共同界定标的问题，使目标明确后，协助服务对象将欲处理的标的问题转化成可行的任务，服务对象才能真正知道他要怎么做才能解决问题，也可以评估问题是否能得到解决。[②]

服务对象的决心、动机、意愿与准备程度，是任务完成的必要因素。服务对象准备不足时，医务社工也应运用支持性技术来协助服务对象。[③] 本案例中，无论在经济、照顾还是情感支持等方面，家人都是平安家庭社会支持的最重要来源，但异地就医产生的经济负担、距离等，在一定程度上使得他们发挥的作用受到影响。医务社工需要为平安爸爸提供信息支持和心理支持，缓解他的情绪压力，培育他的自我效能，协助平安爸爸建立包括家庭成员、在京熟人、社会公益力量等在内的社会支持系统，争取在多个系统的协调下，共同保障平安顺利就医。

（二）优势视角

优势视角理论主张运用积极、科学的干预方式整合人与环境的优势资源，帮助人们解决问题和困境。它的最终精神是发现与善用服务对象的才能、知识、技巧、资源，以协助服务对象达到所设定的目标。它有几个重要信念：第一，每个个体、团体、家庭和社区都有优势；第二，创伤、受虐、

[①②③] 白倩如，李仰慈，曾华源. 复原力任务中心社会工作：理论与技术. 上海：华东理工大学出版社，2018.

疾病与挣扎可能具有伤害性，但也可能是生命中成长的机会；第三，认真地看待个体的希求；第四，借由与服务对象的合作，为其提供最好的服务；第五，服务使用者身处的每个环境都充满资源。①

本案例中，虽然平安爸爸带着资金、资源不足的问题来求助，但优势视角让医务社工重新界定了平安爸爸的问题，将每个问题放在更适当的位置，并发现平安爸爸的个人优势和环境优势主要包括以下几个方面。

（1）平安爸爸无私的父爱以及踏实、坚强、独立、感恩的人格特质。

（2）平安爸爸从过去的求子历程中学到的经验：面对困境不逃避不抱怨，运用自身能力、动用自身资源解决问题；珍惜来之不易的孩子。

（3）平安爸爸有较强的自主动机和内在复原力。

（4）家人对平安治疗的经济支持、情感支持、照顾支持；在京老乡对办理手续的实质帮助；基金会对平安的经济支持、情感支持以及信息支持；等等。

五 服务计划

（一）服务目标

1. 总目标

帮助服务对象平安及时得到医疗干预，保障他的生存权利；帮助平安爸爸链接资源，减轻异地就医的多重压力；培育平安爸爸的自我效能，推动他依靠自身能力解决问题。

2. 具体目标

（1）通过个案会谈，医务社工和平安爸爸建立合作关系，共同确定标的问题和目标。

（2）协助平安爸爸构建简单且系统的问题解决任务以及执行方法。

（3）培育平安爸爸的自我效能，促使平安爸爸发挥自身能力去执行任务。

（4）在任务执行中遇到阻碍时，医务社工及时提供支持，链接资源，促进问题的解决。

---

① 简春安，赵善如. 社会工作理论：下册. 上海：华东理工大学出版社，2018.

（二）服务计划

（1）建立合作关系，共同确定标的问题和目标。

①医务社工运用同理心、坦诚和无保留的温暖，与平安爸爸建立合作关系，让他知道医务社工对他的支持和期待。

②了解平安爸爸对问题的认知，并对问题进行初期评估。

③协同平安爸爸确定标的问题和达成目标。

（2）明确任务，共同规划可操作化的任务。

①和平安爸爸再次确认标的问题与目标。

②评估问题脉络，预估任务执行的阻碍。

③增进平安爸爸的自我效能，激发其解决问题的希望感。

④明确任务，共同制定可操作化的任务。

（3）执行任务，促成问题的解决。

①平安爸爸按照拟定计划执行任务。

②医务社工通过指导、支持、陪伴支持任务的执行。

（4）结案。

六 服务过程

从 2019 年 2 月 20 日接案到 4 月 11 日结案，医务社工陪伴平安爸爸走过了这段近 50 天的求医过程。在服务过程中，根据平安需要及时医疗干预、紧急资源整合和链接的需求，医务社工和平安爸爸共同规划任务，在重要时间节点（见图 2-2-1）促成问题的解决。

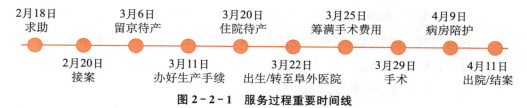

图 2-2-1 服务过程重要时间线

（一）建立合作关系，澄清和确定标的问题及目标

1. 建立合作关系

2019 年 2 月 20 日，医务社工和平安爸爸进行了第一次电话会谈，他

有些拘谨，医务社工解释了自己的身份，并阐明此次会谈的原因。

> "平安爸爸您好，我是春苗基金会的任社工，从今天起由我负责平安的个案服务，来电号码是我的手机号也是我的微信号，您可以保存，方便以后的沟通。我的正常工作时间是周一至周五的上午9点至12点，下午1点至6点，有问题您可通过微信联系我，看到时我会及时回复，如果有紧急情况，您可以随时给我打电话。我会和您一起度过这次治疗过程，希望我们一起努力帮助平安顺利就医。这次会谈主要想了解孩子目前的情况以及就医的准备情况，讨论一下遇到的困难，可以吗？"

在沟通中，当平安爸爸表达混乱、情绪紧张时，医务社工会关注他的情绪并表示理解，"没关系，您可以慢慢说"，"我现在的时间都是为您预留的，您不用着急，要不要喝点水我们再聊"，让他感到被尊重和温暖。在谈话中医务社工向他表达"我们是同路人"的观念，让他明白医务社工会陪伴他、支持他走过这段就医路程。同时，医务社工多次肯定他为孩子的治疗做出的努力，引导他发现自己的优势，并表达对他的期待："我觉得我们会是很好的合作伙伴，相信通过努力我们能顺利解决这次的问题，您觉得呢？"

医务社工通过表达尊重、接纳，运用聆听和同理，表示支持和期待，与平安爸爸建立起专业合作关系。

2. 确定标的问题及目标

任务中心取向个案工作的基本前提为针对服务对象的心理及社会问题，探究可能的阻碍和可以催化改变的部分，协助服务对象界定当前想要和可以解决的问题。[①] 所以这次会谈的主要目的是了解平安爸爸的就医困境，协助其确定标的问题和目标。

通过沟通了解到以下内容。

---

① 白倩如，李仰慈，曾华源. 复原力任务中心社会工作：理论与技术. 上海：华东理工大学出版社，2018.

（1）治疗情况：平安妈妈 2 月 13 日在人民医院进行了例行产检，并预约了 3 月 6 日再次产检。考虑到平安妈妈 38 岁高龄试管，有早产可能性，医生建议 3 月 6 号产检后留京待产。平安爸爸还没有见到阜外医院的主治医生。

（2）治疗费用筹集：手术预算 15 万元，已经筹集 5 万元，还在继续筹借。

（3）就医手续办理：平安爸爸留在北京找了份管吃管住的临时工，正在办理生产手续，目前还没有进展。

（4）照顾情况：平安妈妈在老家养胎，由平安大姨照顾，因为家人能力有限，计划平安妈妈来京待产时，由平安爸爸照顾，生产时让平安爸爸的表姐过来照应。

（5）情绪状态：平安妈妈经常哭，在老家有家人照顾和安慰；平安爸爸情绪焦虑，独自在京，缺乏支持。

医务社工在了解基本情况后，和平安爸爸一起讨论，患有大动脉转位的胎儿先心最佳治疗时间是生后 21 天内，阜外医院是心血管病专科医院，又是北京市新生儿先天性心脏病诊断机构和治疗机构，相关治疗经验丰富，是平安的最佳选择。医务社工协助平安爸爸自觉和自决，确定了标的问题与目标（见表 2-2-1）。

表 2-2-1　预估、标的问题与目标

预估摘要	关注的标的问题	目标
平安宫内发现大动脉转位，需要在人民医院生产，生后转至阜外医院进一步治疗，考虑到有可能早产，预产期少于 7 周。平安爸爸需要在产前办理好生产手续，筹集足够的手术费用，确保他出生后能随时手术。如果得不到及时、有效的外科手术治疗，他会失去最佳治疗机会，面临多次手术治疗甚至死亡的风险。	在平安出生前办理好生产手续，在平安手术前准备好 15 万元的手术预算。	平安及时得到医疗干预，保障其生存权利；平安及其家庭安然度过疾病带来的生活历程危机。

（二）规划任务，拟定细节

2019 年 2 月 28 日，医务社工和平安爸爸首次面谈。

医务社工在单位接待了平安爸爸，他着装朴素，头发有些许凌乱，眉头紧锁，给人愁眉苦脸的感觉。入座后，医务社工说给他倒杯热水暖和一下，他从随身带的大黑包里掏出了保温杯，说自己带了水，不用麻烦。虽然初次见面，但因为之前有过两次电话沟通，双方感觉并不陌生。在简单的寒暄后，进入了正题。

平安爸爸说："现在居住证办不下来，没办法在人民医院建档生产，你们………不知道你们能不能帮忙想想办法？"

医务社工把事前沟通的情况告诉了他："上次电话会谈后，我打电话咨询了北京市政府的户籍科和公安局的同学，我们领导联系了民政系统的工作人员，得到的答复是非京籍居民在派出所登记6个月以上可以办理居住证，带着居住证等证件去社区建母子档案，然后在医院建档生产。"

因为平安的父母都不符合在派出所登记6个月以上的居住证办理条件，医务社工和平安爸爸分析按照正规程序办理生产手续存在客观阻碍，有可能在生产前无法成功办理。平安爸爸担心万一办不成手续孩子不能在人民医院出生，回老家生产的话，出生、转运都可能存在风险，也可能耽误后面的手术。说到这些时，他有些结巴，手不由自主地颤抖，医务社工安抚他："现在我们把问题分析清楚，就能知道阻碍在哪里，然后对症下药，想办法解决问题。"医务社工建议他可以在下次产检时，把这个困难告诉医生，看看主治医生或者人民医院的社工部能不能解决。因为春苗基金会是第三方机构，不方便介入医院的就医系统。平安爸爸表示理解，并决定尝试这个办法，他还说虽然有客观困难，正在办理的居住证、母子档案也会继续试着办，两个办法同时进行，成功的概率大一些。医务社工对他的父爱、责任心和行动力表示了肯定、赞赏和鼓励。

在谈到治疗费用时，平安爸爸说："因为一直做试管、吃中药，想尽各种办法要孩子，家里没有存款，欠下了很多外债，有时候生活还需要我爸妈贴补，想想父母都七十了还要为我操心，我就觉得对不起他们。"说到这里，可能想到这些年的生子压力、父母的牵挂、这次治疗的未知，平安爸爸哭了。

他可能觉得在女生面前哭很不好意思，把头扭了过去。医务社工觉得这种情绪释放恰恰能让他紧绷的精神放松，让他心里好受一些。为了给他释放压力的空间，医务社工起身去开水间帮他倒水，停留一会儿后，回到了会谈室。

这时他已经平复下来，为了不让他难堪，医务社工没有提及他的流泪，而是很放松地说："说了很久了，歇一会儿吧，我刚接了热水，您喝点吧。"

休息之后，医务社工和平安爸爸继续刚才的话题，平安爸爸说："现在和亲戚借的5万元都到账了，我和家里人还在想办法，如果实在不行就去贷款。"

医务社工说："作为爸爸，您真的很伟大，为了孩子去做一切努力。现在你们在筹款，春苗基金会对有手术资金缺口的孩子也有经济资助，加上阜外医院还有其他合作的先心儿童救助基金会，大家会一起帮助孩子渡过难关。"

这次会谈，医务社工和平安爸爸做了如下工作。

1. 和平安爸爸再次确认标的问题

医务社工和平安爸爸再次确认标的问题，确保对欲处置的标的问题保持一致，避免出现双重进程。

2. 帮助平安爸爸评估问题脉络

（1）社会脉络。①家庭系统：家庭关系和运转比较正常，能够齐心协力支持平安治疗并付诸行动。②经济情况：经济基础薄弱，短期内筹集15万元的手术预算存在困难。③社会支持系统：家人和老乡是重要的社会支持，但平安爸爸缺乏及时的情感支持、信息支持和社会公益力量支持。

（2）认知情绪脉络。因为平安爸爸是改变的主要媒介，在此主要评估他的认知情绪脉络。①个人特质：踏实、坚强、隐忍，有责任心和行动力。②情绪状态：存在担忧、害怕、焦虑的情绪压力，和大部分男人一样选择隐忍，但一味地堆积，有可能会影响他的身心健康以及处理事务的能力，医务社工需要关注其情绪并适当引导他释放情绪。③功能状态：虽然平安爸爸解决问题的能力因为情绪压力和资源不足等阻碍暂时性中断，但他有较强的意愿去解决问题，也愿意为之付出行动。

3. 预估任务执行的阻碍

在任务执行前，分析任务完成的潜在障碍如下。

（1）反应性情绪压力导致的执行能力受阻问题。

（2）现有的社会支持系统薄弱导致的资源不足问题。

（3）与正式组织有关的问题——异地在京生子的医院手续办理问题。

4. 肯定优势，增强自我效能

通过优势视角理论，医务社工发现了平安爸爸的优势，通过及时的肯定和积极的鼓励，共同讨论期望和成功经验，增强他的自我效能，树立解决问题的信心（见图2-2-2）。

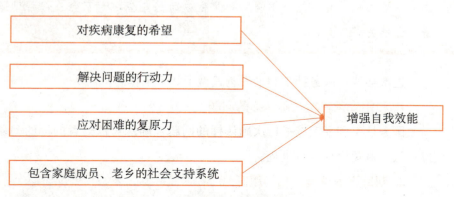

图2-2-2　肯定优势与增强自我效能

5. 共同制定可操作化的任务

根据服务对象平安的就医问题，医务社工和平安爸爸共同制定了目标和任务（见图2-2-3），拟定了完成任务的具体行动（见表2-2-2）。

在规划平安爸爸任务和行动的同时，也明确了医务社工的任务，包括：（1）每周定期以电话方式联系平安爸爸，了解其执行情况。（2）确认执行任务的所需资源，提供信息支持，帮助链接资源。（3）关注平安爸爸的情绪状态，提供情感支持。（4）在平安爸爸遇到困难无法解决时，协同他一起解决问题。

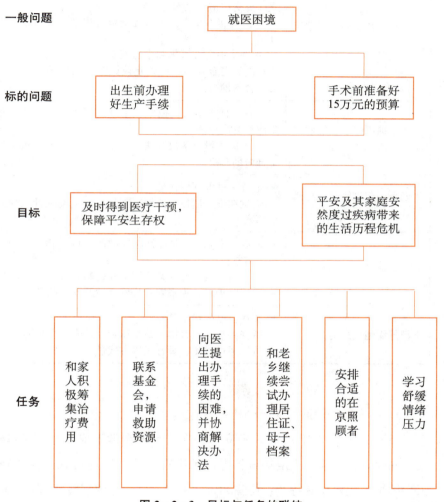

图 2-2-3 目标与任务的联结

表 2-2-2 任务与行动

任务	行动
和家人一起积极筹集治疗费用	• 关注家人筹集费用的进展 • 继续向亲朋好友借钱 • 出生前，至少筹集 7 万元左右的费用

续前表

任务	行动
联系其他基金会，申请救助资源	• 3月5日前，联系××公益基金会 • 出生前，准备好××慈善基金会的申请材料，出生后立即提交申请 • 医务社工在平安出生后提交资金申请，及时联系医务社工 • 跟进术前资金筹集和术后花费情况，如果还存在没办法解决的资金缺口，可以建议医务社工申请合作基金会的联合救助
向医生提出办理手续的困难，并协商解决办法	• 3月5日产检时，把办理手续的困难告诉医生，和医生商量解决办法 • 如果医生没有解决办法，可以建议医生转介医院的社工部协助解决
和老乡一起继续尝试办理居住证、母子档案	• 继续尝试办理居住证 • 尝试在没有居住证的情况下，在出生前在社区建立母子档案
安排合适的在京照顾者	• 3月5日左右，安排好在医院附近的住宿，以便平安妈妈留京待产 • 生产后，安排好在京照顾平安妈妈的人 • 术后陪护时，为平安安排好合适的女性照顾者
学习舒缓情绪压力	• 关注自己的情绪状态 • 感受到焦虑、害怕等情绪压力时，尝试去倾诉 • 可以通过散步、听音乐等方式进行适当放松

（三）执行任务，促成问题的解决

1. 平安爸爸按照拟定计划执行任务

（1）2019年3月11日，平安爸爸在老乡的帮助下成功办理了母子档案，同时，人民医院决定特事特办，承诺有母子档案即可在医院生产。9天后，平安妈妈住院待产，住院2天后平安出生，并顺利转至阜外医院。

（2）平安生后第3天，平安爸爸申请的包括春苗基金会在内的3家基金会均已批复，基金会的资助加上平安爸爸的自筹满足了手术预算。生后第7天，平安完成了手术。

（3）平安术后第11天，转至普通病房，家属可以陪护。平安妈妈牵挂他，还没出月子就去医院照顾他，平安爸爸白天也到病房帮忙一起照顾。

（4）随着医务社工和平安爸爸沟通的增多及关系的深入，他会主动向医务社工倾诉情绪压力，总体来说他的情绪随着孩子的治疗进展起起落落，在平安顺利手术后有明显的好转。

2. 医务社工通过指导、陪伴支持任务的执行

（1）告知平安爸爸其他基金会的申请方式、工作流程以及注意事项，在平安出生前后督促他爸爸联系其他基金会，及时获得资源。

（2）向平安爸爸解释平安出生后将经历的治疗过程、病房的情况以及医院的规定，为他提供信息支持，增强他的就医"掌控感"。

（3）关注平安爸爸的情绪状态，提供情感支持。

（4）及时地肯定与鼓励平安爸爸完成的任务、取得的成效，增强他的自我效能，促进问题的解决。

（5）陪伴就医，在平安出生、术前、术后等重要阶段通过电话沟通、实地探访的方式给予平安爸爸支持。

七　结案与评估

（一）结案

2019 年 4 月 11 日，平安病情稳定，经医生批准可以出院，平安父母带他出院回家，不再需要医务社工的服务，结案。

（二）结案跟进，了解出院后的情况

1. 出院后

服务对象平安出院一个半月后，医务社工通过电话了解平安回家后的恢复情况、家庭情况及报销情况。平安现在需要定时定量服用补钾利尿药物和阿司匹林肠溶片，出院 3 个月后停药。第一次复查时，医生说恢复得比预计还要好，目前不控制饮食，发育不错，身高 61 厘米，体重 5 公斤。家庭方面，平安一家的家庭生活基本恢复正常，平安主要由妈妈照顾，平安爸爸在家附近打零工，休息时帮妈妈照顾孩子。同时，医保报销预计下个月就会有结果。

2. 第二次复查

平安第二次来京复查，医务社工第一次见到了他和他妈妈。平安长得

白白胖胖，爱笑好动，看起来和正常孩子一样。医务社工明显感觉到平安爸爸有了显著变化，他五官舒展，情绪放松，笑得合不拢嘴，满嘴的"孩子经"。平安妈妈也非常开心，她说"我们多想要孩子呀，可算把他盼来了"。平安的到来给家庭生活注入了更多活力，让他们的日子更有了奔头。这一刻，医务社工认识到孩子对于这个家庭的重要性，孩子的到来使他们苦尽甘来。祝福平安健康长大，家庭生活幸福。

（三）评估

1. 目标达成情况

（1）目标的合理设定以及任务的及时执行，保障了平安获得及时的医疗干预，促进了疾病的康复。

（2）社会公益力量的经济支持以及医务社工的信息支持、情感支持，帮助平安家庭减轻了异地就医的多重压力，安然度过了这段疾病危机。

（3）医务社工以服务对象为中心，鼓励和推动平安爸爸解决问题，提高了家庭应对困难的能力。

2. 专业关系建立

医务社工和平安爸爸建立了平等的专业合作关系，既注重问题的解决、任务的执行，又注重他的感受以及互动的频率。而良好的专业关系，使得平安爸爸配合度高，有助于问题的解决。通过个案服务，平安爸爸心中种下了慈善的种子，平安出院后，他通过捐款捐物的方式，尽自己所能去帮助其他有需要的人。

3. 资源运用评估

在社会公平、正义的前提下，医务社工根据服务对象的需求，协助平安爸爸建立了包含个人、家庭、社会公益力量等在内的支持网络，通过大家的共同努力，平安顺利就医，恢复健康。在服务过程中，凡是涉及经济资助的部分，医务社工都会谨慎评估，确保有限资源的适当应用。

八 专业反思

（一）理论与模式反思

医务社工主要运用任务中心模式，辅助优势视角理论，协助服务对象爸爸解决就医问题。

服务对象患有大动脉转位的胎儿先心，需要在新生儿期尽早手术，这预示着更紧急的资源整合与会诊服务的衔接。医务社工运用任务中心模式，相信服务对象爸爸有解决问题的心智与意愿，和他共同分析面临的就医困境，协助他确定了标的问题、目标、任务以及具体行动，让他真正知道要做什么才能在有限的时间内解决问题。透过优势视角理论，医务社工发现了服务对象爸爸的个人优势和环境优势，及时肯定他的优势，激发他暂时受阻的能力，树立解决问题的信心。

任务中心模式主张社会工作者与服务对象建立一种合作关系，同时优势视角的重要信念之一是与服务对象的合作。基于此，医务社工在服务中运用同理、关怀和坦诚，让服务对象爸爸感到尊重和接纳；通过肯定他的个人优势，协助建立包括个人、家庭、社会公益力量等在内的资源优势，增强他的能量，让他对就医有更多"掌控感"，促使他积极解决问题；当他执行任务遇到困难时，及时为他提供信息支持和心理支持，让他知道医务社工对他的支持和期待。

不过，任务中心模式让服务对象以完成任务的方式逐一解决问题，很容易让人以"任务"优先，忽视服务对象存在的意义及潜能开发。但以服务对象为中心，又要避免一味消耗在同理或温暖里，在具体操作层面对医务社工的个人能力是一种挑战。①

(二) 实务反思

1. 循序渐进的服务过程

医务社工依照服务对象的需要循序渐进地开展服务，帮助服务对象爸爸提升能力，协助他处理急需解决的问题。

2. 医务社工的压力

未出生的生命放大了对疾病的害怕和担心，尤其服务对象还是 8 年求子得来的孩子，如果发生意外，可能会压倒整个家庭。面对这种情况，医

---

① 白倩如，李仰慈，曾华源. 复原力任务中心社会工作：理论与技术. 上海：华东理工大学出版社，2018.

务社工有一定的心理负担。在察觉到心理压力后，应及时和机构督导沟通，督导将帮助医务社工疏导情绪，缓解压力，使得医务社工可以顺利开展服务。

3. 医疗资源整合不足

春苗基金会作为第三方服务机构，在嵌入合作医院的医疗团队，促进多重专业之间的了解，为服务对象提供更完整有效的服务等方面仍然存在不足。这种不足在本案例中也有体现：一是医务社工不熟悉跨院合作就医的流程，二是在服务中缺少对医疗资源的链接。这导致在解决出生前完成生产手续这一标的问题时，服务对象平安的爸爸和医务社工只能"摸着石头过河"，增加了任务的不确定性。

(三) 伦理反思

春苗基金会的服务对象是患病儿童及其家庭，本案例中，服务对象爸爸作为主要改变媒介，是主要工作对象。医务社工作为女性，与异性家长建立专业合作关系，对自身也是个挑战。首先，医务社工在服务过程中运用恰当的态度和同理心让服务对象爸爸觉得被接纳、被尊重，例如，在服务爸爸情不自禁流泪时，医务社工尊重他的男性自尊，留出单独空间让他发泄情绪，因为医务社工意识到这是一个帮助他学习释放自己情绪的机会。如果服务对象爸爸在情绪表达上总是避开他人，也就失去了获得他人理解和支持的机会，对他的家人来说，亦十分可惜。其次，服务对象爸爸有时不好意思诉说困难和压力，医务社工会定期和他沟通，通过聆听他说话的内容，有选择地留意他的表情、情绪反应等，去感受他的感受和需求，从而及时提供支持。最后，在服务过程中，医务社工和服务对象爸爸选择在单位或者医院这些公共场所面谈，既注重工作界限，又及时给予鼓励，形成一种彼此尊重、信任的合作关系。

参考文献

1. 白倩如，李仰慈，曾华源. 复原力任务中心社会工作：理论与技术. 上海：华东理工大学出版社，2018.

2. 简春安，赵善如. 社会工作理论（下）. 上海：华东理工大学出版社，2018.

3. 范斌，孟馥，柴双. 增能与重构：医务社会工作案例研究. 上海：华东理工大学出版社，2017.

4. 莫黎黎. 医务社会工作理论与技术. 上海：华东理工大学出版社，2018.

5. 叶锦成. 精神医疗社会工作：信念、理论和实践. 上海：华东理工大学出版社，2018.

案例三

不抛弃、不放弃

以服务对象为中心的整合服务个案

案例编写者：刘静雯

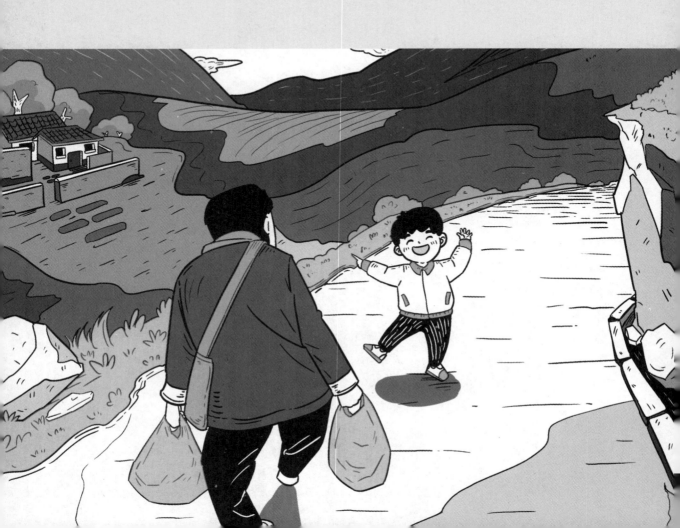

不抛弃、不放弃

——以服务对象为中心的整合服务个案

　　在秦岭南麓的大山中，一个家庭艰难地维持着生活：一家四口人，爸爸妈妈都是残障人士，因为能从事的工作有限，家庭入不敷出，始终挣扎在贫困线上；家中有两个孩子，大儿子阳阳被查出患有复杂性先天性心脏病。这就是本案例中服务的家庭。阳阳爸爸带着阳阳连续四年到北京求医，但因为复杂的病情和高昂的治疗费用，几次被医院拒绝，治愈的希望渺茫。在本案例中，医务社工基于以服务对象为中心的原则，在不同的阶段选用最适宜的服务理论和方法提供社会工作服务，以期尽可能贴近所服务的孩子及其家庭的需求，发现他们的潜力，以及控制好彼此之间的界限，协助他们能够更加独立自主，从容面对生命中的种种挑战。

一　案例背景

　　服务对象阳阳，男，7 岁，陕西省略阳县人，2 岁时被检查出患有先天性心脏病（右室双出口，室间隔缺损，肺动脉瓣狭窄，双侧上腔静脉）。2013 年 11 月，阳阳在北京安贞医院（以下简称"安贞医院"）进行了双侧双向 Glenn 术①＋肺动脉环缩术＋房间隔造口术，春苗基金会对阳阳进行了资助。由于阳阳第一次做的是分期手术（在复杂先心手术治疗中，由于患儿术前病情严重，不能耐受一期根治手术。这时往往需先行姑息性手术以减轻症状，改善生活质量，等情况改善后再行二次手术），此次来京准备进行二次根治手术。但由于阳阳的家庭极其贫困，手术治疗费用较高，

---

　　① 双向 Glenn 术：可有效增加发绀型复杂先天性心脏病的肺血流量，提高患者的动脉血氧饱和度，作为过渡手术能减轻心室的容量负荷，改善左心功能，为二期根治手术创造有利的条件。参见张为民，张晶，吴祖凯，等．双向 Glenn 手术治疗紫绀型复杂先天性心脏病．中国胸心血管外科临床杂志，2014，21（4）：482－485。

且阳阳病情极其复杂，手术风险大、死亡率高，因此，在综合评估后，医生建议放弃手术。但是阳阳爸爸坚持要为阳阳治疗。医务社工评估阳阳家庭存在治疗费用的缺口，所以介入进行服务。

二 案例简介

在服务对象阳阳 2 岁时的某一天，他突然哭闹不止，后呼吸停止。阳阳爸爸急忙将他抱到村卫生所让医生进行抢救，抢救完之后医生建议阳阳爸爸带阳阳到县医院进行检查，后被确诊为复杂性先天性心脏病。但是由于县医院的医疗技术有限无法进行手术，所以医生建议阳阳爸爸带阳阳到西安的第四军医大学西京医院进行治疗。父子二人曾前往该医院，但因费用问题只做了检查，未做手术。

阳阳 3 岁时，阳阳爸爸带着他到安贞医院进行检查，医院医生表示可以进行手术。因为手术费用上有缺口，所以阳阳爸爸向春苗基金会求助。经过春苗基金会医务社工的全方位评估，阳阳符合救助要求，申请到了救助资金。就这样，阳阳在安贞医院顺利地进行了手术。

此后，阳阳和爸爸先后三次前往北京，希望进行根治手术，但均失望而归：阳阳 5 岁时，阳阳爸爸带着他至安贞医院复查，想要做第二次根治手术，但因凑不齐手术费用，只能先回家筹钱；6 岁时，阳阳和爸爸再一次前往安贞医院，这一次因为医生表示病情比较复杂，做不了手术，所以他们又回家了；7 岁时，阳阳爸爸带着阳阳至阜外医院进行检查，同样因为筹集不到足够的手术费用再一次回家。

最终，在阳阳 8 岁时，阳阳爸爸再一次带他来到了阜外医院，因为费用问题再次向春苗基金会求助。

三 接案与预估

（一）基本情况

1. 疾病情况

服务对象阳阳当时的病情比较稳定，但是不能进行剧烈运动，生长发育也比同龄人迟缓。随着年龄的增长，如果不能及时进行手术治疗，阳阳的身体会一天比一天衰弱，连存活到成年都很困难。为了生存，阳阳准备来京做二次根治手术，希望能够像正常小朋友一样拥有健康的身体。

2. 家庭情况

依据服务对象阳阳的家庭结构（见图 2-3-1），服务对象家中一共有四口人，阳阳、爸爸、妈妈和弟弟。阳阳爸爸是"倒插门"，老家在甘肃，后随阳阳妈妈定居陕西。医务社工阳阳的爷爷已经 70 多岁了，住在老家甘肃；阳阳的外婆也已 70 多岁了，跟阳阳的姨妈住在一起；阳阳的爸爸 46 岁，小学文化，身高不足一米五，肢体残疾二级；阳阳的妈妈 49 岁，文盲，肢体残疾二级；阳阳的弟弟 4 岁，身体健康。阳阳一家人以前住在山上，2008 年房子因为地震而垮塌，之后在邻居家借住了一段时间。现在的住房是由政府出资修建的，家里也出了一部分资金。

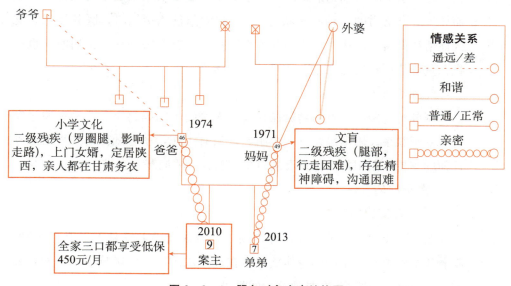

图 2-3-1　服务对象家庭结构图

3. 经济情况

服务对象阳阳的家庭属于绝对贫困家庭[①]，一家四口人中有三人享受低保，共 450 元/月。阳阳家里有地，种有玉米，一年的收入不是很多。有

---

① 绝对贫困又叫生存贫困，是指在一定的社会生产方式和生活方式下，个人和家庭依靠其劳动所得和其他合法收入不能维持其基本的生存需要，也就是我们通常所说的"食不果腹，衣不蔽体，住不避风寒"的状况。参见陈金圣，陈世伟. 英国济贫制度对我国绝对贫困救济立法的启示. 重庆工商大学学报：西部论坛，2007（2）：6-9。

时候阳阳爸爸会捡一些废品去卖，或者骑电动三轮车拉客，赚钱补贴家用。服务对象阳阳的家庭年收入在 8 700 元左右，由于为阳阳治病欠下了 3 万元的债务，一家人的生活"摇摇欲坠"。

4. 情绪状态

服务对象阳阳的爸爸每年都会带他来京看病治疗，耗费了大量精力和金钱，这导致阳阳的家庭更加贫困，同时阳阳爸爸也有很深的无力感和疲惫感。再加上过去的经历、长期陷于贫困的生活，以及多次来京看病都因为费用问题而放弃治疗，这些都使得阳阳爸爸形成了习得性无助的行为方式。习得性无助（learned helplessness）[①] 是指个体经历某种学习后，在面临不可控情境时形成无论怎样努力也无法改变事情结果的不可控认知，继而导致放弃努力的一种心理状态。[②] 在和阳阳爸爸接触时，医务社工感觉到他情绪低落，做什么事情都有些力不从心，在和医务社工沟通时，也一直在重复"不知道怎么办""帮我想想办法"。

5. 社会支持

服务对象阳阳爸爸的籍贯在甘肃，入赘到阳阳妈妈家后几乎和原生家庭没有了联系。阳阳妈妈有一个姐姐，没有工作，享有低保，几乎给不到任何的支持。阳阳每次来京看病时阳阳爸爸都要向基金会求助。

（二）需求评估

1. 生理健康的需求

服务对象阳阳由于患病，身体矮小，经常喘不上气且不能剧烈运动。随着年龄的增长，阳阳的身体负担也在逐年加重，进而影响了生长发育和寿命。因此，"治好病"是他最大的需求。

2. 治疗费用的需求

阳阳手术费用的预算在 20 万元左右，而他家庭的年收入仅有 8 700 元左右，属于低保户。阳阳爸爸这次来京身上只带了 1 万元，而且还是银行贷款，所以筹措治疗费用的压力特别大，也是目前最主要的问题。因此，

---

① PETERSON C, MAIER S F, SELIGMAN M E P. Learned helplessness: a theory for the age of personal control. Oxford: Oxford University Press, 1995.

② 全国科学技术名词审定委员会. 心理学名词. 2 版. 北京：科学出版社，2014：71.

医务社工需要协助阳阳爸爸积极筹集治疗费用。

3. 父母（照顾者）情绪支持的需求

因为阳阳爸爸一直凑不齐手术的费用，阳阳无法住院进行治疗；而且本次来京前准备的生活费也不足，加之在京的花费很高，所以阳阳爸爸的压力很大，情绪十分焦虑。因此，医务社工需要及时干预，与阳阳爸爸进行沟通，缓解他的压力。

4. 社会支持的需求

服务对象阳阳此次来京只有爸爸陪同，但他爸爸的普通话不是很标准，且阅读和书写均有困难，这导致就医更加艰难。医务社工需要协助阳阳爸爸构建更强大的在京社会支持网络，帮助他获得及时的经济支持、情感支持以及信息支持等。

5. 服务对象的发展性需求

阳阳已经 7 岁了，由于患病一直没有上学。在医务社工和阳阳沟通时，他表示想像正常的孩子一样去学校上学。

四　理论与实务模式应用

这个个案服务时间较长，一般个案时长为 1~2 个月，服务时间较长的个案基本也会在 4 个月左右结案，但阳阳的个案服务时长接近 1 年，从 2018 年 2 月拖延到 2019 年 1 月才结束；同时，阳阳和爸爸的就医情况不断变化，从来京就医被拒、重新寻找医院，到新的医院需要长时间准备孩子的手术导致家庭回陕西、家庭再次来京手术，这些情况都导致必须根据个案当时的情况采取较为恰当的方式来进行干预。同时，提供服务的医务社工当时刚刚参加工作，面对以前从未接触过的情况，身为社工界新人的医务社工在选取工作方法和理论上也十分忐忑不安，生怕自己选择的工作方式和方法并不适用。但万幸的是，医务社工一直秉持着"以服务对象为中心"的服务理念，在提供服务时，经常反思自己的不足，在必要时选择更换自己的工作方法和理论，尽可能达成社会工作者这一职位最开始的初心——帮助他人，助人自助。

在服务初期，医务社工选用了社会工作中最常用的心理暨社会学派的评估框架和原则对服务对象阳阳和他的家庭进行整体评估，协助阳阳爸爸解决服务对象的基本治疗费用问题；在后续服务中，阳阳被原本选择的医院拒绝入院，面对这样的突发事件时，医务社工果断采用了危机干预手法和技巧来稳定阳阳爸爸的情绪，与他共同面对并解决问题；在服务后期，阳阳爸爸对医务社工出现了过度依赖的倾向，身为新人的医务社工对此进行了反思，看到阳阳爸爸可以完成一些力所能及的事情，医务社工决定选择新的视角——优势视角，去发现阳阳爸爸和整个家庭的优势，引导阳阳爸爸自己解决问题，最终帮助阳阳顺利完成就医，康复出院。

(一) 心理暨社会学派

心理暨社会学派的理论是最早被用来作为个案工作中的理论基础的理论。在个案工作过程中，心理暨社会学派主张对个人问题的了解必须由"人在情境中"的观点着手，强调个人的行为是个体内在心理与外在环境互动的结果。[①] "人"是指内在的心理体系，以人格发展及自我功能为主体；"环境"是指个人生活的社会网络及物质环境，在人与环境的互动体系中，任何部分的改变都会导致其他部分的改变，在不断的交互影响和模塑过程中达到平衡的状态。

基于本案例的情况，医务社工认为，服务对象阳阳的家庭因为其父母的残障、受教育程度低、收入低等多重原因，本身属于社会底层的困境家庭，同时来到北京求医也存在社会支持不足的情况。因此，此时最需要做的是帮助服务对象阳阳及其家庭获得更多的社会支持，改善他们所处的环境，进而改变阳阳爸爸的心理状态和资源获得情况，从而保障阳阳顺利接受治疗。

心理暨社会学派评估框架包含以下内容。

(1) 个别处遇：强调个案均有其独特性与个别性，有不同的需求、能力、人际关系、处境，社会工作者应针对个案中的个人心理状态、社会环境因素持续做全面性的问题评估（个案工作）、需求研判与诊断，采取差别化的诊断策略，从而依据个别情形、不同需要与问题情境提供适切有效

---

① 潘淑满. 社会个案工作. 台北：心理出版社，2000.

的处遇计划。

（2）重视个案生命史：主张个案过去的生活经验会影响现在的行为表现与心理状态，因此了解个案中个人的过去经验有助于诊断个案目前的问题，改变个案的现状。[①]

（3）以对话引导个案行为：霍利斯（F. Hollis）指出，心理暨社会学派处遇的形成是透过社会工作者指导的过程，以及社会工作者与个案通过对话的方式，对个人或其人际系统所做的修正[②]；换言之，心理暨社会学派的处遇过程包含"直接处遇"与"间接处遇"两种。"直接处遇"的技术包含支持、直接影响、探索-描述-疏导、个人与情境形貌的反映式讨论、互动形式动力的反映式讨论、发展性的反映式讨论等；"间接处遇"是指对环境的修正，主要指个案生活中重要他人的环境面向。[③④]

在本案的工作前期，医务社工运用心理暨社会学派的评估框架中的概念来开展工作。首先，医务社工对服务对象阳阳的整个家庭进行评估，通过访谈的方式了解了阳阳的疾病情况、家庭的经济状况、家庭人口信息、家庭的社会支持情况、主要照顾者阳阳爸爸的情绪状态，初步评估阳阳和他的家庭目前的需求、社会支持状态以及阳阳爸爸的能力。其次，医务社工根据评估结果设计了相应的服务计划。最后，医务社工依照服务计划对阳阳的整个家庭进行了服务。

医务社工基于评估发现：服务对象家庭虽然之前曾向基金会申请过救助，但是对申请的流程依然生疏。在申请资源的过程中，阳阳爸爸不清楚应如何做决定和应对问题。对此，医务社工主要运用了支持的工作手法，比如告知阳阳爸爸如何进行申请，甚至协助他准备资料、填写申请表格。在这个阶段，医务社工与阳阳爸爸商定，"获得更多的社会资源"是家庭当前最为重要的服务需求。医务社工也在机构内外通过多种渠道为服务对

---

① 潘淑满. 社会个案工作. 台北：心理出版社，2000.

② HOLLIS F. The psychosocial approach to the practice of casework//ROBERTS R W，NEE R H. Theories of social casework. Chicago：The University of Chicago Press，1970：33 - 75.

③ MARY E W，ROBINSON H. Psychosocial theory and social work treatment//TURNER F J. Social work treatment：interlocking theoretical approaches. 4th ed. New York：Free Press，1996.

④ 温信学. 医务社会工作（第四版）. 台北：洪叶文化有限公司，2017：8.

象家庭选择合适的资源，这是当前社会工作者重要的工作内容之一。

（二）危机干预——平衡模式

随着服务的推进和服务对象阳阳开始接受治疗，原定的医院突然不能接收阳阳，这是正常的服务过程中突然出现的计划之外的状况。遇到这种情况后，阳阳爸爸的情绪状态变得非常不稳定，而且影响到了阳阳的情绪，两个人在医务社工面前一起哭泣。当时，医务社工尚未被提前告知这种突发情况，医务社工询问服务对象父亲问题时，阳阳爸爸也说不清楚，且无法控制自己的情绪。

当时，医务社工意识到可能无法按照计划开展服务了，对于这种突发情况，医务社工决定借鉴新的干预手法——危机干预，帮助阳阳爸爸稳定自己的情绪，并找到解决问题的方法。

当一个人在追求重要生活目标的过程中遭遇了某一障碍，我们便说当事人处于危机之中。这里所说的障碍，是指用常规方法、应对机制以及当下资源一时无法解决的问题。此时，当事人会经历一段时间的迷茫和混乱，其间还会针对障碍做出很多无效的努力，失去对生活的主动控制力。根据危机的定义，突然无法住院治疗的情况可能对于阳阳爸爸和阳阳来说就是一个突然遭遇的障碍。对于阳阳爸爸来说，孩子治愈的希望就在眼前，此前连续四年到北京求医无果，这一次终于将最困难的费用问题解决了，而且也与医院沟通好了两个月之后来做手术，他心里已经认定这次来医院就能完成手术，但现在却不知道是因为什么，居然连入院都不行了。所以，当医院告知阳阳爸爸阳阳不能入院时，他是完全无法接受的，进而出现了情绪失衡的状况——他不知道发生了什么，完全不知道下一步该做什么，只能呆坐着，与阳阳相拥而泣。

阳阳爸爸虽然情绪崩溃，但是仍然告知了医务社工所发生的事情。这使得医务社工在服务对象家庭发生危机时，第一时间向他们施以援手。在获知这一突发情况后，医务社工立刻确认了阳阳和爸爸所在的位置，确认他们的安全。

在与阳阳爸爸的沟通中，医务社工发现，虽然发生了危机事件，但是服务对象家庭处在危机的早期，他们在这一阶段表现出的更多的是情绪问题，还没有开始采取应对措施，也没有进入因为应对不当而产生无力感，以及丧失对于生活的掌控感的时期。于是，医务社工采取了更适用于早期危机的危机干预方法——平衡模式来指导自己的服务。

平衡模式其实应该称为平衡/失衡模式。危机中的人通常处于一种心理或情绪的失衡状态，在这种状态下，原有的应对机制和解决问题的方法不能满足他们的需要。平衡模式则可以帮助人们重新恢复危机前的平衡状态。平衡模式最适用于早期干预，因为这时人们失去了对自己的控制，找不到解决问题的方向，且不能做出适当的选择。[①]

平衡模式告诉我们，最为重要的工作是帮助人们在危机早期尽可能恢复情绪上的平衡，并在此基础上进行后续的干预。本案中，医务社工便采用这样的手法，先安抚好家庭成员的情绪，再协助他们寻求解决问题的方法。

（三）优势视角

伴随着孩子再次来京治疗，医务社工观察到了服务过程中阳阳爸爸的依赖行为（不停向医务社工寻求意见和反馈，不愿意主动做出决定）。医务社工开始反思，服务对象爸爸这种行为的出现是不是因为自己做得太多了，此时应该如何改变服务对象爸爸的这种行为方式。

同时，医务社工还发现，阳阳的父母一直怀有对孩子深沉的爱和对其恢复健康的期盼，他们对让孩子接受治疗的决心非常坚决。这个赤贫家庭不放弃的精神和与生命之路上的荆棘艰难抗争的决心启发了医务社工，医务社工决定借助优势视角理论来指导自己后续的服务计划，从更加全面的角度来观察、评估服务对象家庭，以协作式的工作方式与阳阳爸爸合作，共同对抗他和服务对象生命中的狂风巨浪。同时，医务社工也希望阳阳爸爸能够通过这种与过往不一样的合作方式看到，凭借自己的勇敢和不懈努力原来能够获得如此巨大的回报。

优势视角是一种关注人的内在力量和优势资源的视角，几乎所有的事情在某种特定的条件下都可以被视为一种优势，包括体验、个人品德、天

---

① 詹姆斯，吉利兰. 危机干预策略（第七版）. 肖水源，等译. 北京：中国轻工业出版社，2018.

赋、感悟、故事、灵性、意义和社区资源等。优势视角有以下几个重要的
实践原则。

（1）个人、团体、家庭和社区都有优势。

（2）创伤、疾病等具有伤害性，但它们也可能是挑战和机遇。

（3）与服务对象合作才能更好地服务于服务对象。[1]

在本案例的服务前期，医务社工一直以较为传统的个案工作方式（问
题出发和资源链接的方式）来对待和关注服务对象家庭，这也使得服务对
象阳阳的爸爸仍然以旧有的以习得性无助为基调的行为方式应对救助——
无论什么事都询问医务社工的意见，就像过去跟政府部门和村里的基层干
部打交道一样，同时出现了过于依赖医务社工的迹象。如上所言，在认识
到这个问题后，医务社工选择换一种服务视角，即采用优势视角重新进行
评估，发现阳阳爸爸的优势，协助他找出解决问题的方案。

医务社工运用优势视角理论对阳阳爸爸及家庭自身优势进行了分析，
得出以下三点结论。

（1）阳阳爸爸有着坚持为阳阳治疗的"不抛弃不放弃"的精神，从
发现阳阳患有复杂性先天性心脏病起，阳阳爸爸一直带着阳阳四处就医，
往返北京四次，到最后连路费都是借的，尽管如此也没有放弃为阳阳
治疗。

（2）阳阳爸爸有较强的复原力，即使在劣势环境中，仍能持续运用其
所拥有的内在或外在资源，突破自身所处的困境，比如阳阳爸爸在家等待
消息时并没有无所事事，而是尽力去赚取生活费。

（3）服务对象家庭属于绝对贫困家庭，医保政策对绝对贫困家庭有一
些保护，因此阳阳的医保报销比例较高，回家后还可进行二次报销。

综上所述，阳阳爸爸作为一名成年人、家里的"顶梁柱"，其实有一
定的独自解决问题的能力；在社会支持方面，这个家庭也得到了一定的政
府保障。所以医务社工在后续的服务中会有意识地让阳阳爸爸独立完成一
些力所能及的事情。

---

[1] 孟洁. 社会工作优势视角理论内涵探究. 华东理工大学学报（社会科学版），2019（1）：55-64.

五　服务计划

(一) 服务目标

1. 总目标

帮助阳阳爸爸解决治疗费用需求，让阳阳顺利入院、完成治疗；给予阳阳爸爸情绪支持。

2. 具体目标

(1) 协助阳阳爸爸申请救助资金。

(2) 及时疏导阳阳爸爸的情绪问题与心理压力，增加阳阳爸爸的信心。

(3) 在就医期间遇到困难时，医务社工及时提供支持、链接资源，促进问题的解决。

(二) 服务计划

(1) 协助阳阳爸爸申请救助金。

医务社工通过资源链接的方式为阳阳同时申请了 5 家基金会的救助，但是手术费用的缺口还是比较大，所以医务社工为阳阳进行了线上募款，尽可能多地筹集手术费用。

(2) 疏导阳阳爸爸的情绪问题。

阳阳和爸爸已经在京一个月了，生活费高、余钱少。阳阳的病情比较复杂，手术费用的缺口大，所以爸爸很焦虑，压力也很大。医务社工为阳阳申请了生活补助，同时运用关注、同理、共情等技巧，对阳阳爸爸的情绪给予支持。

(3) 在阳阳就医过程中，如遇到突发事件，医务社工及时提供帮助，共同应对。

(4) 结案。

六　服务过程

自 2018 年 2 月医务社工接案至 2019 年 1 月结案，由于服务对象阳阳的病情比较复杂，死亡的风险较大，同时每家医院的治疗方式和就医制度不同，所以阳阳辗转了几家医院，也多次往返于家和医院之间，求医的过程非常曲折（见图 2-3-2），医务社工全程跟进。在服务的过程中也遇到了很多突发状况，在医务社工和阳阳爸爸共同的努力下，问题最终都得到了解决。

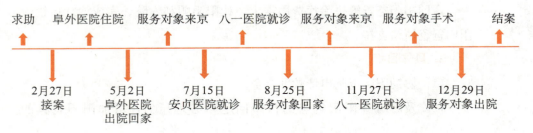

图 2-3-2　服务过程时间线

（一）运用心理暨社会学派评估框架——了解家庭情况，协助服务对象爸爸申请救助资金

医务社工接案后与服务对象阳阳的爸爸进行了初次访谈。因为这是阳阳第二次申请春苗基金会的救助，所以阳阳爸爸对于申请流程是比较熟悉的，也比较信任春苗。医务社工与阳阳爸爸建立了良好的专业关系。

医务社工对阳阳爸爸进行访谈后了解到了服务对象家庭的基本情况。

在阜外医院检查后，医生告知阳阳爸爸，手术预算为 20 万元，并且表示只有筹集到了相应的手术费用才能让阳阳住院。这让阳阳爸爸有很深的无助和焦虑感，20 万元的手术费用对于自己来说无疑是笔巨款，而且父子二人已经在北京待了一个月了，却什么进展都没有，生活费也不多了。阳阳爸爸表示，之前他们已经来过三次了，这是第四次，如果这次还不能手术就只能放弃，因为家里已经没有钱让他们来回奔波了。

在了解到这一情况后，医务社工先安抚了阳阳爸爸的情绪，并告知他会尽力帮助阳阳筹集手术费用；然后询问阳阳爸爸除了春苗基金会是否还申请了其他基金会的救助，阳阳爸爸表示他还申请了爱佑慈善基金会、搜狐焦点公益基金会、海星儿童基金会的救助，并表示由于自己不太会写字、认字，是一些好心的病友帮助他填写的申请表，他并不知道有没有通过这些基金会的审核。医务社工表示会与其他三家基金会的负责人沟通，了解资金的批复情况。同时，医务社工也对阳阳的家庭情况进行了评估，并为他申请救助资金。

由于阳阳的手术费用缺口较大，虽然几家基金会都给予了资助，但是仍然不够。医务社工在总体评估后与阳阳爸爸商量，是否需要通过网络平台公开募捐，筹集剩下的费用。爸爸表示他也没有其他的办法，并同意进行线上筹款。但是因为阳阳爸爸没有智能手机，写字、打字也比较困难，所以需要请医务社工提供帮助。阳阳爸爸负责口述和提供证明，医务社工进行筹款文案的撰写，并请阳阳爸爸进行确认。

在医务社工、阳阳爸爸和春苗基金会的共同努力之下，阳阳的网络文案顺利上线，三个星期后，终于顺利筹集到了足够的资金。医务社工随即联系阜外医院管理基金的医生，告知阳阳的手术资金已经筹够（见图 2-3-3），并询问阳阳是否可以入院，医生告知会按照程序排队。一个星期后，医院通知阳阳爸爸带着阳阳入院。爸爸给医务社工打电话请社工跟他一起去，帮他一下。医务社工答应了爸爸的请求。办完了入院手续、安顿了下来后，阳阳爸爸很高兴地对医务社工说："谢谢你！我们等了太久了，终于住上院了，多亏了你！"

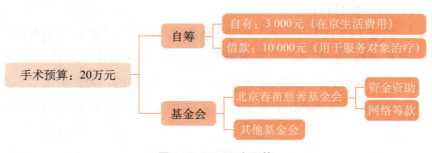

图 2-3-3　手术预算

医务社工总结与反思：

在此次服务过程中，医务社工对服务对象的家庭进行了整体的评估，包括服务对象所处的环境和服务对象和爸爸的状态、需求，然后针对需求提供相应的帮助，比如链接资源、筹集资金、安抚服务对象爸爸的情绪等，提供了各方面的支持。

在完成初步评估后，医务社工认为，这是一个很需要帮助的家庭，服务对象爸爸解决问题的能力有限。所以在后续服务中，医务社工一直积极地帮助服务对象填写各个基金会的申请表、准备线上募款的资料，几乎把所有事情都大包大揽下来。这也导致服务对象爸爸一遇到问题就只会给医务社工打电话寻求帮助，而这种现象引发了医务社工对服务视角的重新调整。

（二）运用危机干预平衡模式——解决突发情况

某一天，医务社工接到了服务对象阳阳爸爸的电话。

> 阳阳爸爸说："我们在医院住了一个月了都没有手术，现在让我们办理出院手续，医生说因为孩子的手术比较复杂而且风险较高，重症监护室没有床位，医院也比较忙，建议我们两个月后等人少一点再带着孩子过来手术，我们明天就准备先回家了。现在身上没有钱了，等之后再过来。"

医务社工对此表示理解，并表示这次还未结案，下次服务对象来京时仍然可以联系自己。

经过了两个月的等待，阳阳爸爸带着阳阳再次来京，但是事情并没有想象中顺利。医院突然告知阳阳爸爸，阳阳现在无法入院。他非常焦急，也十分不理解：明明是医院让他们两个月后再来的，为什么忽然不能住院了呢？折腾了那么多次，希望一次又一次破灭，到底该怎么做才能给阳阳做手术？

医务社工在阳阳爸爸第一时间告知这个情况后，再次进行了评估：

（1）阳阳爸爸沟通能力弱，不理解是什么原因导致阳阳无法入院。

（2）阳阳爸爸和阳阳的情绪波动较大，现在处于失衡状态，无法冷静地思考问题或做其他事情。

基于以上两点，医务社工认为在当前状态下，之前的服务计划并不能解决现在的问题，所以决定运用危机干预中的平衡模式，及时让阳阳爸爸的情绪恢复到之前的状态，并寻找替代方案解决问题。

　　医务社工与阳阳爸爸进行沟通，阳阳爸爸表示他不知道医院方面发生了什么，他也想知道为什么现在不能住院了。医务社工让他叙述一下事情的经过，在他不满或者发泄情绪的时候运用倾听、同理和支持的技巧，帮助阳阳爸爸缓解突发的情绪，同时与相关医生联系，询问原因。医生告知，由于内部改革的原因，小儿心脏科病区不能接收 7 岁（包括 7 岁）以上的患儿，建议阳阳爸爸去成人心脏科病区试试。

　　在了解到该情况后，医务社工与阳阳爸爸解释了现在的情况，即由于制度的原因导致阳阳现在不能入院，但是他们可以尝试联系其他病区或者科室。阳阳爸爸对于这个消息感到非常无奈，但是也冷静了下来，并想让医务社工与自己一起去其他的科室看诊。经过上一次的反思，医务社工意识到不能让阳阳爸爸过于依赖他人，应该让他自己去做一些事情，所以表示可以帮助他预约门诊，但是需要爸爸带着阳阳自己去就诊。以前到医院就诊时都是阳阳爸爸独自带着阳阳去的，所以医务社工相信他这次也是可以做到的。

　　几天后，阳阳爸爸与医务社工再次取得联系。他表示已经带着阳阳去了成人心脏科，成人心脏科的医生表示阳阳的年龄太小，并且病情非常复杂，危险性特别强，他们没有办法进行手术。其他病区的医生也表示这个手术太复杂了，做不了。但他听说安贞医院复杂先心科室主任回来了，准备带着阳阳去安贞医院试试。此时，医务社工强烈感受到，在为阳阳治疗这件事情上，阳阳爸爸抱有极大的决心，并且一直在努力着，从未放弃过。

　　两天后，阳阳爸爸再次与医务社工联系。

　　阳阳爸爸说："柳主任的意见是不做，因为手术风险太大了，死亡率太高了。"说到这里，爸爸沉默了。

　　过了一会儿，阳阳爸爸又说："要不然我带着他回家吧，不治了，没有办法了。"

　　医务社工当时愣了一下，问道："您是决定要带孩子回去了吗？不治了吗？"

阳阳爸爸说："我是想让他做手术，但是我不知道该怎么办了，不知道该带他去哪里了。"

医务社工当时心里很难受，一想到为了给阳阳治疗，阳阳爸爸带着他奔走了四年，多次来京，而且不做手术的话阳阳的生存会受影响，所以对阳阳爸爸说："要不然您去八一儿童医院（中国人民解放军总医院第七医学中心附属八一儿童医院，以下简称'八一医院'）试一试？我们和八一医院也有合作，您要不要再想想？反正现在手术费用也筹够了。"

阳阳爸爸考虑了一下说："好吧，反正我现在也不知道该怎么办了，那就去看看吧。"医务社工说："那我先把阳阳的造影和病情诊断发给医生看一下，约个时间，您带着他到医院看看。"阳阳爸爸表示同意。

医务社工总结与反思：

医务社工在发现服务对象爸爸情绪状态不对、原定的服务计划不能继续时，及时对服务做出了调整，运用了危机干预中的平衡模式对当下的危机进行处理。服务对象爸爸在寻找其他医院为服务对象治疗时发现，因为服务对象的病情比较严重，几乎没有医院能够治疗，无奈之下做出了放弃治疗的决定。

因为医务社工对医疗资源方面的信息了解得比较充分，所以有一定的知识基础，可以为服务对象爸爸推荐其他医院。但此时医务社工面临着社会工作专业的伦理困境：一边是案主自决的原则，以及机构因可能存在的法律风险而不做医疗资源推荐的规定；另一边是对服务对象病情的担忧——如果不进行手术，他的生命会受到威胁。经过内心的挣扎，医务社工最终遵从了社会工作实践中面临伦理难题时保护生命第一的原则[1]，建议服务对象爸爸带着服务对象到与春苗基金合作的八一医院进行求医，看

---

[1] 洛温伯格与多戈夫（Loewenberg & Dolgoff）曾提出伦理顺序七原则，认为在运用伦理守则无法提供特定的规则来解决当前的伦理困境时，就要考虑回到保护生命第一的原则。这一原则是最高也是最重要的原则，社会工作的核心价值就在于尊重生命、维护人性尊严，因此首先要维护案主基本的生存权。参见 LOEWENBERG F M, DOLGOFF R. Ethical decisions for social work practice. 6th ed. Itasca, Il: F. E. Peacock Publishers, 2000；秦燕. 社会工作伦理. 台北：华都文化事业有限公司，2015：9。

看是否有机会为服务对象进行治疗。

（三）运用优势视角理论——引导服务对象爸爸解决问题

在约定的时间，医务社工陪同服务对象阳阳和爸爸来到了医院。在做了一些必要的检查后，医生与爸爸进行了沟通。

医生说："两个方法，第一个是做分期，接着上一次的手术做下去，这样做孩子会比现在好一点，但是随着年龄的增长可能后面会越来越不好；还有一个办法是根治，把以前做的手术拆掉，全部重新做，不过这个手术风险极高，孩子随时可能在手术中死亡，而且要开胸后才能知道是否能做。"

阳阳爸爸说："如果我家孩子不做手术的话会怎么样？"

医生说："5 年之内没有什么太大的问题，以后不好说。"

阳阳爸爸想了想说："孩子快要 8 岁了，还那么瘦那么小，不敢跑也不敢跳，我看着他这样很难受。不管手术风险有多大，死亡率有多高，我还是想让他做手术，想让他长大、活久一点儿。"

医生说："你先不要那么快下结论，可以再好好想想，如果要做手术的话，医院这边还要做一个心脏模型讨论具体的手术方案。这个讨论所需的时间为 1～2 个月，等讨论出结果后你再做决定吧。"

医务社工对阳阳爸爸说："要不您先和家里人商量一下？毕竟风险很大，家里人的意见也很重要。您和孩子先回去考虑一下吧。"阳阳爸爸同意了大家的建议，准备先带着阳阳回家，等收到医院的通知后再过来。

阳阳爸爸在等待医院通知的过程中，每两个星期会打一次电话给医务社工，询问医院的讨论进度，什么时候能到医院去。医务社工也会询问是否与家里人沟通了阳阳的病情，在这么危险的情况下是否要进行手术。医务社工每一次得到的答案都是肯定的。同时阳阳爸爸也告诉医务社工，他会骑电动车三轮车在县城里载人，赚点到北京的车费和生活费，并且十分坚定地说："我们一定要给孩子做手术，下定决心了！"

两个多月后，阳阳爸爸终于等到了医生的通知，带着阳阳来到了八一医院。在这之前，医生让医务社工问他是否真的决定做根治手术，阳阳爸爸回答："我想赌一把！"医生听到后表示："真是个既高兴又难过的消息。"在办理入院手续时，阳阳爸爸希望医务社工能够帮助他办理，医务社工温和但坚定地对他说："我可能没有办法时时刻刻帮助您，之后您需要自己照顾阳阳，所以您要熟悉医院的环境。您想想之前带着阳阳去其他医院看病时，您都是自己去办理各种手续的，我相信您这次也一定可以的！"

阳阳爸爸按照指引自己办理了入院手续，还办理了饭卡。其实阳阳爸爸是可以独立完成很多事情的，虽然环境的影响造成了阳阳爸爸习得性无助的行为方式，但是在阳阳的治疗中，每当需要他做一些事情时，他都会十分努力地完成。医务社工重新与阳阳爸爸澄清了医务社工的职责，如医务社工能够帮他做的事情和需要他自行完成的事情，并表示他有独立面对困难的能力。

在2018年11月29日这一天，阳阳进行了手术，手术时间长达10个小时。在他从手术室转到重症监护病房观察后，主刀医生在群里发了一句话："我术前真的很担心这孩子，术中可算是披荆斩棘、凶险重重。这可以说是一次颠覆性的手术，做这个决定太需要勇气了。"

一个月后，阳阳康复出院，带着春苗基金会赠予的礼物平安回家。

医务社工总结与反思：

医务社工在后续的沟通中发现，服务对象爸爸在家时努力在做一些力所能及的事情，这改变了他给医务社工留下的印象。同时，医务社工也发现，此前采用的传统服务方式已经让服务对象爸爸产生了依赖行为，这样下去不利于服务的进行和服务对象家庭面对新生活。所以医务社工做出了改变，决定运用优势视角理论重新看待这个家庭。在后期的服务过程中，医务社工与服务对象爸爸再次明确了专业关系和工作界限，并且有意识地让他去独立完成一些事情，比如办理住院手续、办理饭卡等，这让服务对象爸爸逐渐摆脱了对医务社工的依赖。

七　结案与评估

（一）结案

2018 年 12 月 29 日，服务对象阳阳病情稳定，经医生批准出院。阳阳父母带他出院回家，此后不再需要医务社工的服务，因此结案。

（二）结案跟进，了解出院后的情况

阳阳出院两个月后，阳阳爸爸打来电话向医务社工表示感谢，并提到阳阳现在健康状况很好，只需要定时服用药物，过几天他们打算来京复查，治疗费用的报销也到账了，如果复查后没有什么问题就可以让阳阳去上学。

（三）评估

目标达成情况：目标顺利达成，医务社工帮助阳阳爸爸解决了医疗费用的需求，让阳阳顺利入院；给予了阳阳爸爸情绪支持；在服务过程中遇到的突发问题最终也得到了解决。

八　专业反思

（一）理论与模式反思

前期，在医务社工与服务对象爸爸初次接触时，医务社工发现服务对象家庭能力很差，是一个非常需要帮助的家庭，医务社工当时也刚刚入职，对于一个怀抱着助人理想的初级医务社工，服务对象爸爸是一个"完美的受助者"，医务社工在服务过程中可能被无意识地触发了对于一个绝对弱势受助者的刻板印象（"他们好可怜，非常需要帮助"），忘记了彼此的工作界限。对于服务对象爸爸提出的种种需求，医务社工都会尽量去满足；在实际工作中也一直忽视了服务对象爸爸的能力，很多他有能力去应对或至少应该尝试解决的问题（如填写申请表格、与当地政府沟通办理各种证明），都由医务社工解决了。医务社工在这一过程中并没有考虑服务对象爸爸是否有能力独自处理事情，也忽视了助人自助的工作原则，这也导致医务社工在服务的过程中非常疲惫，服务对象爸爸也产生了依赖行

为。在工作的中后期，医务社工逐渐意识到了这个问题，并尝试在服务中加入了优势视角。

（二）实务反思

1. 有效的介入

医务社工通过评估了解到服务对象的治疗费用有较大的缺口时，及时地链接资源，为服务对象申请多家基金会的救助；在发现虽然收到了多笔救助金后治疗费用还是不够时，迅速地想到更多的解决办法，最终为服务对象筹齐所需要的治疗费用。

医务社工运用共情和倾听的专业方法，及时给予服务对象和服务对象爸爸情绪上的支持，让服务对象和服务对象爸爸在面对就医问题时能够尽快调整自己的状态，积极应对困难。

在服务对象爸爸情绪激动、心理失衡时，医务社工借用了危机干预的手法，先运用同理、共情的技巧稳定他的情绪，然后与他确定问题所在、商量解决办法、制订相应计划，这使得服务对象爸爸达到了一个新的平衡状态，可以较为自如地应对压力。

2. 社会支持对于贫困患儿家庭的重要性

医务社工在对服务对象的家庭进行评估时发现，这是一个拥有多重困境的家庭。该家庭属于绝对贫困家庭，而且服务对象父母都是残障人士，受教育程度极低。服务对象治疗过程中的主要照顾者和决策者，即服务对象爸爸，存在一定沟通障碍，不太会说普通话，阅读和书写能力很弱。在医疗健康保障方面，国家对于农村贫困家庭有新农合、大病保险等救助政策，但对于患有大病、需要高昂治疗费的家庭来说，报销后的自付费用仍然高昂，需要由家庭自行承担；同时住院时的高额押金对于这些家庭来说仍然是个负担。

首先，新农合、大病保险等医保政策中包含起付线、报销限额、报销比例、医保目录（目录外的自费项目不报销）等限制条件，无法覆盖所有费用，所以不太可能通过医保解决全部治疗费用，报销后需要支付的费用依然是一笔"巨款"。

其次，在住院这一重要治疗环节流程，医院往往需要收取几万甚至十几万的押金，这对贫困家庭来说是极高的门槛，即使通过借贷，也很难在短时间内一次性凑齐足够的钱。

最后，在医保报销环节，有的地区需要家庭先把治疗费用缴齐，在出院后拿发票报销。如果治疗费用超出预算，患者很可能会因为难以支付相应费用而欠费出院，而这种情况下是无法拿到发票的，也就无法进行报销，更无法用报销款还清债务，导致患者家庭陷入"因病返困"的窘境。

在本案中，服务对象阳阳能够顺利地住院、进行手术是因为获得了足够的社会支持。志愿者帮助服务对象家庭求助基金会，基金会提供经济支持和服务支持，医务社工链接资源帮助服务对象家庭筹齐手术费用，并一直鼓励、陪伴服务对象和服务对象爸爸。因此，对于贫困患儿家庭来说，社会支持是非常重要且核心的。

参考文献

1. 詹姆斯，吉利兰. 危机干预策略（第七版）. 肖水源，等译. 北京：中国轻工业出版社，2018：910.

2. 孟洁. 社会工作优势视角理论内涵探究. 华东理工大学学报（社会科学版），2019（1）：55-64.

3. 温信学. 医务社会工作（第四版）. 台北：洪叶文化有限公司，2017：8.

案例四

不断创造奇迹的桃心姑娘

情绪疏导疗法的干预个案

案例编写者：刘锦涵

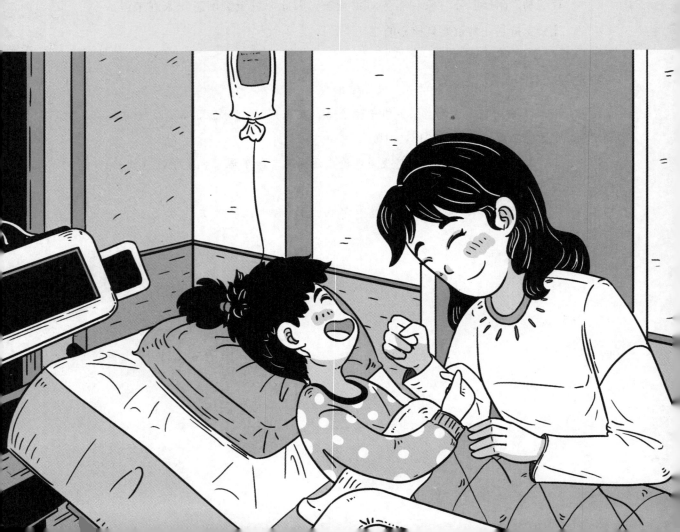

不断创造奇迹的桃心姑娘

——情绪疏导疗法的干预个案

　　来北京求医的复杂先心患儿大多都是因为病情过于复杂，当地医院无法医治，家长们抱着最后的希望不远万里来到北京。阜外医院 2020 年年度报告显示，患者各类心脏手术术后平均住院时长为 9 天[1]，但对于病情极其严重的复杂先心患儿来说，治疗时间可能长达数月。手术后患儿及其家庭需要面对漫长的重症监护室治疗，以及严重预后、治疗效果不佳甚至是死亡等负面结果。此外，患儿家庭也面临高昂的治疗费用、预期性丧失[2]、负面的疾病体验等多重压力和困境。由于家庭自身无力应对和解决此类难题，因此需要专业的医务社工介入。在本案例中，医务社工运用情绪疏导疗法及优势视角理论，缓解和减轻了服务对象及其家庭因术后恢复不佳、病程较长而面临的多重压力，聚焦发现并运用服务对象家庭潜在的优势和资源帮助其应对挑战，提升就医体验。

一　案例背景

　　先天性心脏病是我国最常见的先天性缺陷，全国每年出生 15 万～18 万先心患儿，其中患有复杂先心的约占三分之一。[3] 先心是婴幼儿致死和致残的重要原因。复杂先心患儿容易缺氧，喂养上也存在困难，导致其各脏器发育滞后，抵抗力低下，如得不到及时的治疗，往往会因严重肺部感

---

　　① 中国医学科学院阜外医院. 外科年度报告 2020. ［2021-10-25］. https：//www.fuwaihospital.org/News/Articles/Index/220229.

　　② 预期性丧失是指人的预期并没有真正发生，也不一定真正出现，如失去未来各种可能性升学、恋爱、生育、信任、安全、控制、稳定和支持等。参见刘洋，李珊. 浅析丧失与哀伤辅导. 社会心理科学，2009（6）：115-117.

　　③ 同①.

染或心力衰竭而夭折。

本案例中的服务对象萱萱，是一位 4 岁的复杂性先天性心脏病患儿（患有右室双出口，室间隔缺损，二尖瓣、三尖瓣关闭不全，主动脉瓣狭窄），在阜外医院进行手术治疗，手术预算 20 万元。因家庭无力负担手术费用，萱萱父母通过热线电话求助春苗基金会，经医务社工初步评估，萱萱因治疗费用缺口较大无法尽快接受手术。医务社工接案后，聚焦服务对象医疗救助与她父母在心理压力以及经济困难两方面的需求，通过挖掘服务对象及其家庭的优势资源、整合社会救助资源，回应服务对象及其家庭的需求。

二 案例简介

本案例服务对象萱萱，女，4 岁，陕西省榆林市府谷县人，2016 年 5 月出生，出生 15 天后，她父母发现她口唇青紫严重，将她带到医院检查，查出患有先天性心脏病。随后萱萱被父母带到县医院、市级医院及省级医院诊断，均被告知无法医治。萱萱 3 个月时，她父母又带她前往北京某医院求医，由于病情太过于复杂，且身体发育未达到一次性根治的手术指征，只能先通过姑息手术①暂时控制病情。

2019 年 11 月，萱萱父母通过线上咨询得知北京的阜外医院可以进行一次性根治手术，于是在老家凑了 8 万元来到阜外医院住院治疗。到 2019 年 12 月，萱萱已在一个月内进行了 2 次手术。虽然萱萱当时已经 4 周岁了，但是二尖瓣发育只有 1 岁孩子的水平，二尖瓣发育不良致使她在术后肺部一直有淤血，在重症监护病房停留长达 73 天（根据既往服务经验，手术后恢复比较顺利的患儿只需要在重症监护病房内停留 7 天左右）。术后恢复不佳、治疗进程缓慢致使萱萱的家庭面临多重困境及挑战：治疗费用高达 53 万元，远超手术预算和家庭承受上限。此外，萱萱因为长期在重症监护病房内无父母陪伴，产生了不安、无助的情绪，伴随孩子的治疗进程，

---

① 姑息手术仍然在我国占有相当重要的地位，它可以在一定程度上改善病人的血液动力学状况，缓解低氧血症，减轻充血性肺炎及心力衰竭，提高病人对疾病的耐受性，为根治手术赢得时间。参见李晓辉，黄丽君. 小儿复杂先天性心脏病姑息手术后的护理对策. 护士进修杂志，2002（7）：530 - 531.

萱萱父母的情绪起伏也非常大。

本次服务中，由于服务对象萱萱几乎都在重症监护病房内，萱萱妈妈是医务社工的直接工作对象，服务对象系统包括服务对象萱萱、服务对象父母。医务社工服务时间自 2019 年 11 月 18 日至 2020 年 2 月 10 日，共计85 天。

三　接案与预估

（一）基本情况

1. 疾病状况

服务对象萱萱患有复杂性先天性心脏病：右室双出口，室间隔缺损，二尖瓣、三尖瓣关闭不全，主动脉瓣狭窄。萱萱住院后一个月内接连进行了 2 次手术，由于二尖瓣发育严重不良，她肺部一直有淤血，无法脱离呼吸机，在重症监护病房停留 73 天。

2. 家庭情况

家庭基本情况（见图 2-4-1）：萱萱爸爸，40 岁，初中学历，是一名货车司机。萱萱妈妈，29 岁，小学学历，因为需要在家照顾孩子一直没有外出工作。萱萱爷爷于 2019 年 12 月底突发疾病去世，当时萱萱手术后恢复不佳，病情危急，父母无法一起回家奔丧，他们商议后，由爸爸回老家料理丧事。

3. 经济情况

萱萱爸爸是一名货车司机，每月收入 5 000 元左右。爸爸早年做生意失败，欠下 70 万元的外债未还清，加之此次为给萱萱做手术还借了 10 万元，家庭目前的外债共有 80 万元。

4. 情绪状况

萱萱由于术后恢复不佳，在重症监护病房停留了 73 天。在此期间，萱萱不仅需要长时间独自面对没有父母陪伴和照顾的重症监护室环境，还需要接受大量的侵入性治疗，这些致使萱萱的情绪越来越低落，具体表现有父母前往重症监护病房探视时，她不愿意与父母说话，父母要离开时容易哭闹。

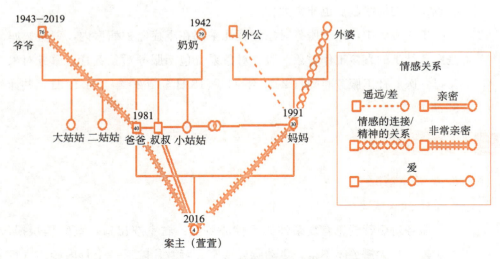

图 2 - 4 - 1 服务对象家庭结构

　　随着治疗进程的推进，萱萱父母的情绪也发生巨大变化。手术前，萱萱父母的压力源自对治疗费用能否凑齐、孩子的手术是否顺利的担忧。萱萱第一次手术术后出现了肺部感染，因而进行了第二次手术；但由于萱萱二尖瓣发育严重不良，两次手术依然未能改善她的肺部情况，她一直无法脱离呼吸机，萱萱父母在孩子第二次术后被医生告知治愈希望渺茫。这个时期，萱萱父母面临巨大的身心压力：一方面是舍不得放弃孩子，希望坚持治疗；另一方面是坚持治疗后孩子依然可能去世，父母无法接受这种残酷的现实。此外，父母在京陪萱萱就医期间，萱萱爷爷在老家突发疾病去世，萱萱爸爸因没能见老父亲最后一面而感到非常愧疚。在医务社工服务期间，萱萱一家面临着萱萱恢复不佳甚至可能死亡、亲人过世等多重压力。

5. 社会支持情况

　　萱萱治疗前期的主要支持来自叔叔、外婆及爸爸的同事，他们都竭尽所能给予了这个家庭经济上的帮助。治疗后期，亲戚朋友能够给到萱萱父母的更多的是情绪上的支持和鼓励。除了家庭和朋友，萱萱一家也得到了多家基金会及其工作人员的帮助。

（二）需求评估

1. 服务对象

（1）生理方面。

接案之初，服务对象萱萱最迫切的需求是及时的医疗干预，以缓解疾病给她身体带来的负面影响，尽可能地帮助她恢复健康。

（2）心理方面。

接案后期，萱萱因术后恢复不佳在重症监护病房停留很久，由于缺少父母的陪伴以及接受大量的侵入性治疗，产生了孤独、无助、恐惧等情绪问题。医务社工由于无法进入重症监护病房中直接干预，只能通过协助萱萱父母间接缓解她的情绪问题，减轻她的恐惧，提升治疗依从性。

2. 服务对象父母

（1）治疗费用的需求。

服务对象萱萱本次手术费用的预算为 20 万元，她的父母只自筹到 8 万元，存在巨大的缺口。手术后，萱萱的恢复时间极为漫长，治疗费用高达 53 万元，萱萱父母面临着巨大的经济压力。

（2）情绪方面的需求。

萱萱父母的情绪状态伴随治疗进程发生了很大的转变，手术前期忧心手术费用能否凑齐、萱萱能否尽早手术、手术是否顺利等，此阶段他们内心担忧和期望并存。后期二次手术依然未能改善萱萱二尖瓣发育不良的问题，漫长的治疗过程折磨着萱萱父母的身心，时刻处在孩子可能死亡的忧惧状态里。

四　理论与实务模式应用

（一）情绪疏导疗法

情绪疏导疗法的概念和技巧来源于简快疗法和 NLP[①] 疗法，其核心观点是：①把焦点放在解决方法而不是问题本身上。②相信每一个人都想有

---

① NLP 是一门实用有效的心理行为科学。NLP 的全称是 neuro linguistic programming，中文译作"神经语言程序学"。参见汇流学院 . NLP 是什么？ NLP 可以帮助我们解决什么问题？ . （2020 - 07 - 21）[2021 - 08 - 06]. https：//www. sohu. com/a/402222981_120095850。

一个更加美好的明天。③强调并改善服务对象已经拥有的能力。④不代服务对象决定人生，只引导他认识到他有更多的选择。⑤不预设"应该是怎样的"。⑥注重整体平衡。①

情绪疏导疗法的介入方法有以下几种：快速引导服务对象进入状态的一般性技巧、处理服务对象情绪的技巧、增添力量的技巧、化解内心矛盾和冲突的技巧、处理过敏恐惧症状的技巧、处理涉及其他人的问题的技巧等。② 本案例中，医务社工尝试运用一般性技巧包括打破状态、转移焦点、不同层面肯定服务对象等，去帮助萱萱妈妈摆脱自言自语的状态，与医务社工交谈、沟通，进而协助其逐步脱离情绪困境。

本案例中萱萱父母的情绪困境主要源于预期性丧失。服务对象萱萱患有复杂先心，4岁的萱萱二尖瓣的发育只有1岁孩子的水平，入院一个月内进行了2次手术，术后二尖瓣发育不良的问题依然未能得到改善，在重症监护病房内停留很久，无法脱离呼吸机。整个治疗过程中萱萱父母一直面临孩子可能去世的残酷现状。萱萱最后经医生批准出院回家也只是因为病情暂时稳定，她的病并没有得到根治，后续还要寄希望于她的二尖瓣的进一步发育和未来医学的发展。出院回家后，萱萱父母还是要面对孩子死亡带来的担忧和恐惧，因此医务社工需要介入和协助萱萱父母应对预期性丧失带来的情绪困境。

我们比较熟知的应对预期性丧失的方法是哀伤辅导策略，但该策略主要面对的是丧亲，是一种处理悲伤和哀悼的方法，与本案例中的预期性丧失的概念有所不同，因此社工借用情绪疏导疗法的一些技巧去应对和解决服务对象系统的情绪问题。

(二) 优势视角

优势视角理论是围绕所洞见到的服务对象的优势和资源而形成的，它有这样几条重要的原则：①个人、团体、家庭和社区都具有优势。②创伤、疾病等都具有伤害性，但它们也可能是挑战和机遇。③与服务对象合

---

① ② 李中莹. 情绪疏导学. 香港：专业效能管理出版社，2003.

作才能更好地服务于服务对象。④所有的环境中都充满了资源。[①]

借助优势视角理论开展干预工作的核心是去辨识和发掘服务对象的优势。医务社工在和服务对象妈妈的几次面谈中评估和分析了服务对象家庭及其环境中的优势和潜能，以便在服务过程中更好地引导服务对象家庭运用自己和环境中的资源。经过医务社工的分析及评估，服务对象家庭及其环境中的优势和潜能有以下几个方面。

（1）服务对象。

服务对象萱萱在重症监护病房中时，虽然情绪低落，但是会乖乖配合医护人员的治疗。当妈妈进入探视的时候，萱萱会用手比"心"、比"耶"回应妈妈、表达对妈妈的爱，给了妈妈有力的支持，也成为妈妈坚持下去的动力。

（2）服务对象父母。

服务对象萱萱确诊患有先心后，父母为她治疗疾病的信念非常坚定，为了能够让她得到更好的照顾，一直都没有再要孩子。萱萱父母有 4 年的求医和照顾患者的经验，在萱萱的治疗过程中他们的心理承受能力也更加强大，夫妻之间一直相互支持，更加理解和包容对方。

（3）社会支持网络。

①萱萱父母在京陪伴孩子治疗的过程中，老家的叔叔一直在帮忙筹钱，帮爸爸照应家里。外婆经常和萱萱妈妈电话联系，鼓励和安慰她，在情绪上给予了很多的支持。爸爸的同事在他们来京之初也给予了经济上的支持。

②萱萱父母在京期间结识了一些具有相似境遇的病友，他们大多是孩子病情较重、恢复较慢且在京时间较长的患儿家长，彼此间有相似的感受，互相添加了微信好友，互相分享孩子的治疗进展、就医信息，也会互相加油打气。对于萱萱父母来说这是一种很重要的情感支持。

③来京以后萱萱一家也得到了基金会及其工作人员的帮助和支持。

---

① 孟洁．社会工作优势视角理论内涵探究．华东理工大学学报（社会科学版），2019（1）：55 - 64.

④医生除医疗干预外也一直在关注萱萱的心理问题，担心长期没有父母陪伴会加剧萱萱的紧张、恐惧等情绪，因而尽可能地让萱萱父母去探视，减轻萱萱的不安。

五 服务计划

（一）服务目标

1. 总目标

协助服务对象萱萱及时得到医疗干预，缓解就医过程中萱萱及其父母的心理和情绪问题，陪伴他们度过就医历程，提升就医体验。

2. 具体目标

（1）协助萱萱及其家庭申请救助资金，及时获得治疗。

（2）协助萱萱父母关注和缓解萱萱因长时间在重症监护病房治疗而引起的心理和情绪问题。

（3）陪伴萱萱及其父母度过就医过程，协助缓解萱萱父母因萱萱病情恢复不佳、治疗进程缓慢而引起的心理和情绪问题。

（二）服务计划

（1）初步建立专业关系，链接和整合驻阜外医院的救助资源，建立应对机制，协助服务对象家庭申请救助资金，帮助服务对象获得及时的治疗，减轻家庭的经济压力。

（2）持续跟进服务对象的手术和治疗进程，通过在会谈中运用影响性技巧，协助服务对象妈妈发现并缓解服务对象的心理和情绪问题。

（3）提供情绪支持，通过线上的陪伴、倾听、鼓励等微观技巧给予服务对象妈妈支持，协助妈妈舒缓情绪。

（4）运用情绪疏导疗法协助服务对象妈妈走出预期性丧失的恐惧、焦虑，同时配合运用优势视角理论，协助服务对象妈妈聚焦和使用自己的优势资源，以便应对未来的挑战。

六 服务过程

（一）初步建立专业关系，建立应对机制

（1）接案初期，医务社工通过微信、电话等方式与萱萱父母保持密切联系，跟进萱萱的治疗进展以及救助金申请进展。对于萱萱爸爸关于救助金申请、就医信息等方面的疑问，医务社工都会及时回复，提供信息支持。医务社工持续关注和跟进萱萱的治疗进展，让萱萱父母感受到医务社工对他们一家的关注、支持及陪伴。

（2）医务社工通过链接和整合驻阜外医院的救助资源，协助萱萱父母申请救助资金。服务对象本次手术费用的预算为20万元，她的父母在老家自筹8万元，存在12万元的缺口。医务社工首先启动了春苗基金会的救助服务流程，评估费用缺口、服务对象本次治疗的相关情况以及家庭经济情况。经过评估后，医务社工进行资金审批，拟定批复了3万元的医疗救助金。由于服务对象萱萱当前治疗费用缺口较大，仅一家基金会的救助远远不够，需要驻阜外医院多家基金会的联合救助。医务社工向萱萱父母提供了驻阜外医院其他基金会的相关信息，协助他们申请其他公益资源，最大程度缩减费用缺口，帮助萱萱得到最及时的医疗干预。

萱萱在该治疗阶段共申请到5万元的救助金，住院一周后及时进行了手术。

（二）推动建立深度、信任关系，协助缓解服务对象的心理问题

该服务阶段，服务对象萱萱在一个月内接连接受了2次手术，手术后她什么时候才能够恢复并转出重症监护病房仍是个未知数。萱萱现阶段的治疗费用已达到35万，萱萱爸爸委托萱萱叔叔在老家筹钱，给医院又交了6万元。此时，萱萱在重症监护病房已停留近2个月，冰冷的治疗环境加上缺少父母陪伴，加剧了萱萱在心理和情绪上的问题，主要表现为情绪低落，不与进去探视的妈妈说话，在妈妈离去时哭闹。

（1）该阶段，医务社工经过评估，发现服务对象家庭的自筹能力已经达到极限，治疗费用仍然是最迫切的需求。医务社工不仅帮助萱萱追加申请了2万元的救助金，而且为她的父母提供了驻阜外医院术后救助资源的

申请信息，帮助他们申请到了 1 万元的术后救助金。萱萱在重症监护病房停留的 2 个月期间，她的父母只能在医院附近租房子住，每天的房租以及生活费近 200 元，生活成本非常高。对于恢复不顺利、住院时间较久的贫困家庭患儿，春苗基金会可以为他们提供一定额度的生活补助，因此，医务社工协助萱萱父母申请了 4 000 元的生活补助。为了最大限度地减轻他们在京的生活压力，医务社工还链接相关生活资源并提供信息支持，协助他们联系、申请"儿希小家"①的住房资源，减轻他们在京期间高昂的房租压力。

（2）针对服务对象萱萱的心理和情绪问题，医务社工由于无法进入重症监护病房为她提供直接的干预，便在面谈过程中间接地协助萱萱妈妈去关注和缓解这些问题。下面的对话是医务社工陪同萱萱妈妈接听重症监护病房的电话时，在家属等候区进行的面谈。

> 医务社工："萱萱妈妈，您接完电话了吗？今天情况怎么样？"
>
> 萱萱妈妈："嗯，刚接完，情况还那样，没什么变化，今天让我送点湿巾进去。"
>
> 医务社工："没关系，咱们别灰心，慢慢来，要对萱萱有信心。"
>
> 萱萱妈妈（低下头沉默一会儿）："我前几天去重症里见了一次孩子，大夫怕时间长在里边对孩子不好，就让我去看了。进去看到她精神还行，就是不愿意跟我说话，我逗了她几次她也不说话。医生让我尽量控制自己的情绪，多和孩子说一些充满希望的话，但我一进去就控制不住自己，现在我挺排斥进去的。"
>
> 医务社工："嗯嗯，作为妈妈，您进去看到孩子这个状态情绪激动是难免的，那个场面肯定也给了您很大的心理冲击。您是担心自己进去后会因情绪激动影响到萱萱，才不愿意再去探望吗？"

---

① "儿希小家"即儿童希望-凡普金科助医小家，是为在阜外医院接受手术的贫困患儿和家长提供过渡住宿服务的一家基金会。

萱萱妈妈："我进去后看到她就控制不住眼泪，我怕孩子看见后也影响她心情，那不如不去，去了还起反作用。"

医务社工："我非常能够理解您的心情，担心自己的情绪会影响到萱萱的恢复，但也想根据我的一些工作经验，和您聊聊我的看法。萱萱年龄小，手术后在重症已经有 1 个月了，这么小的孩子 1 个月见不到爸爸妈妈心里肯定会恐慌和害怕的。大人能理解为什么不能陪着，但小孩子不知道。"

医务社工（停顿了一会儿观察萱萱妈妈的状态，萱萱妈妈时不时会点点头）："孩子可能会心生'我是不是被抛下了，爸爸妈妈是不是不要我了'的感觉。比如像您刚才说的孩子怎么都不愿意和您说话，我们工作中也会碰到术后在重症监护病房时间长，孩子出来以后会失语，原本很活泼的孩子出来后情绪很低落、不愿意和家长沟通等各种情况的。所以我也想给您些建议。当您觉得可以控制情绪，医院也允许探视时，尽量多去见一见萱萱，能帮她减轻些不安感。"

萱萱妈妈："嗯嗯，我之前是觉得我进去帮不上忙就算了，至少别再帮倒忙。"

医务社工："不会的，如果对孩子影响特别大、不利于她恢复的话，我想医生肯定会向您提出的。"

萱萱妈妈："那他们倒没说，我前两次进去也就是和她说说在里边要听话，病好了就会带她回家，爸爸妈妈就在外边等她。你也知道我的性格，也不太会说话，有的时候不知道怎么说会比较好。"

医务社工："没关系的，对于年龄比较小的孩子，需要把很多话说出来，他们才能够更好地接收到。比如我们大人知道重症里不能够陪护，但是萱萱这样的小孩子哪怕懵懵懂懂知道自己在治疗，也不一定能够理解为什么重症监护病房里没有爸爸妈妈，这个时候就需要您告诉她爸爸妈妈很想进来陪你，但是医生和护士阿姨说这样会影响到你治病，爸爸妈妈虽然不能进来陪你，但每天都在门口等你，你快快好起来，一出来就能见到爸爸妈妈。您可以尝试着把您心里的话都说给她听。"

此次面谈后，萱萱妈妈的行为发生了许多转变，由原先抗拒进入重症监护病房探视转变为主动向医生申请探视。尽管每次探视后萱萱妈妈的情绪还是会有很大的波动，但她还会将每次探视看到的孩子的状态、和孩子的沟通情况告诉医务社工。下面是服务对象妈妈两次探视后主动向医务社工分享的内容。

［第一次］

萱萱妈妈："昨晚我和爸爸进去看孩子了，这次进去时孩子哭了，爸爸和医生在说话，她一直盯着爸爸，我懂孩子那个眼神，是那种无助与失望的表情……她的意思是觉得这次爸爸来了肯定能救她出去，我们走时孩子哭了，她多希望爸爸妈妈能带她一起走。"

［第二次］

萱萱妈妈："我今天又进去看孩子了，她爸爸没进去，孩子进去看到我没哭，还给我比'心'、比'耶'！精神还行，就是不说话……"

医务社工总结与反思：

该阶段服务对象父母面临着服务对象术后恢复不佳、高昂的治疗费用、在京期间的生活费等多重压力，情绪状态高度紧绷。医务社工在该阶段首先是从当前最迫切的费用问题入手，通过链接和整合救助资源，提供追加资金、生活补助、住宿资源信息等服务。在最紧急的问题得到缓解后，医务社工在会谈中通过运用影响性技巧（提供建议、自我披露等）让服务对象妈妈意识到孩子就医过程中心理问题的重要性，并向她提供应对方法和建议，妈妈由原先的不太愿意进重症监护病房探视转变为主动和医生申请探视，服务对象也从最初不愿意和妈妈说话、互动转变为给妈妈比"心"、比"耶"，精神状态也有所好转。该阶段的服务加深了服务对象妈妈对医务社工的信任，双方建立起更加信任、安全的专业关系。

面谈过程中，医务社工意识到自己有较多口语化表达，比如"没关系的"，在今后的工作过程中要注意语言表达，避免使用一些口头禅。作为一名初级的医务社工，实务中要学习和探索如何让自己的每一句话都恰当、有意义。

传统医务社工服务模式对谈话环境的私密性要求很高，但在本案中，医务社工和服务对象妈妈的面谈是在医院的家长等候区进行的，旁边都是等候接听重症监护病房电话的家长，有人来人往的脚步声和医院工作人员的叫号声，非常嘈杂，缺乏秘密性，因此医务社工在深挖时必须随时关注并照顾到服务对象妈妈的感受。

（三）关注服务对象妈妈的情绪，给予情绪支持

该服务阶段，服务对象萱萱因为二尖瓣发育不良导致肺部严重淤血，一直无法脱离呼吸机，医院多次向萱萱父母下达病危通知书。与此同时，萱萱的爷爷突发疾病去世，爸爸匆忙回老家料理完丧事后又赶回北京，情绪比较低落。医生在和萱萱妈妈沟通病情过程中，告知她孩子治愈希望渺茫，让家人商量是否继续治疗。此时，萱萱妈妈的情绪濒临崩溃，考虑到萱萱爸爸刚刚经历父亲去世，又要面临孩子的治疗压力，萱萱妈妈不忍心加重丈夫的心理负担。于是，萱萱妈妈主动联系了医务社工，希望可以进行倾诉，以下是服务记录。

> 萱萱妈妈："今天医生说，病情持续了这么长时间主要是二尖瓣发育不良，血流过快导致肺部一直有淤血，反正意思我也听明白了，就是终究也没有希望，我说也许会有奇迹呢，医生说不可能，哎……"
>
> 医务社工："听起来萱萱的情况还是不太乐观，目前医生给的建议是怎么样的呀？"
>
> 萱萱妈妈："医生说长时间躺在那里也不是个办法，时间长了孩子肯定会产生恐惧、害怕、抑郁的情绪。他们会讨论一下是否能让我们自己买个呼吸机。"
>
> 医务社工："呼吸机的使用方法呢？或者遇到一些特殊情况后应如何处理？这些问题医生有提到吗？"
>
> 萱萱妈妈："医生说会把所有东西教会我们后才让孩子出院。"
>
> 医务社工："那您现在的想法是？"

　　萱萱妈妈："孩子都这么大了，这么可爱，我肯定舍不得放弃治疗，这 3 年多的煎熬、痛苦，多少次的失望，是怎么熬过来的……"

　　医务社工："养育一个普通的孩子都不容易，更何况是生病的孩子呢，您肯定很难接受。"

　　萱萱妈妈："我今天也说了，也许孩子会创造奇迹，医生说从医学角度来看是不可能的，孩子二尖瓣的瓣环相当于 1 岁孩子的大小，说终究也活不了……"

　　医务社工："萱萱妈妈，我下面说的话可能会有些不礼貌。我工作以来遇到了很多的家长。有的家长拼尽全力都不放弃治疗，也确实有人创造了奇迹；有的因为医生判断做手术后可能再也醒不过来了，家长痛下决心带着孩子回了老家，希望在最后的日子里多陪着孩子，给他一段温暖、有家人陪伴的时光，不想让他面对冰冷的病房。每一种选择都没有错的。"

　　萱萱妈妈："我知道哪种选择都没有错，看着孩子看到我时那渴望我带她出去的眼神，我心痛了。但是如果我带她回去了，结果我也想到了，那是不舍与不忍……我现在恨我自己没能给她一个健康的身体，我真希望能把我的心换给她，如果她能好起来，我愿折寿 20 年……往往现实就是这么残酷。"

　　医务社工："先心的成因很复杂，您千万不要一味去责怪自己。我相信这个世界上没有人比您更希望萱萱健康了，如果科学技术允许，我想您一定会愿意用自己的心来换萱萱的健康的。"

　　医务社工此处没有很好地做到共情。当下医务社工应当把自己感受到的萱萱妈妈的无奈、痛苦等情绪回应给她，而不是做一种假设。

　　萱萱妈妈："打扰到你了，我也确实不知和谁去说，和萱萱爸爸说的话，他爸爸的父亲刚去世，说得多了他心里也不好受。如果当初没有满月的时候她就离开我们，我们现在也许已从痛苦当中走出来了；现在

> 这么大了，精灵古怪的一个孩子，对于我们来说真的太残忍了……"
>
> 医务社工："没关系的，您愿意相信我，愿意跟我分享我很开心。虽然您说感情深了不好割舍，失去更痛苦，但是要是重来一次我觉得你们还是会选择这可能短暂但是很珍贵的母女情。"

此处医务社工不仅使用了口头禅"没关系的"，而且医务社工的表达某种程度上是自己的投射。医务社工此时应该共情并回应萱萱妈妈，失去孩子确实让人无法接受，对于家庭来说也非常残忍。

> 萱萱妈妈（给社工发了很多萱萱的照片，还有平时在家里的视频）："孩子很聪明，去年我教她认字，她能够认识很多，一下成这样我不知道该怎么接受，去年她才3岁呀！"
>
> 医务社工："萱萱很聪明，但您一定也花了很多心思，孩子才能被您教得这么好。今天晚上咱们好好聊聊您和孩子，有什么想说的您都可以和我聊聊。"
>
> 萱萱妈妈："您什么时候有时间，咱俩聊聊。我想咱们能不能当面坐下聊，想跟您说说心里话。其实这3年来我都不知道自己是怎么熬过来的，我也不知道！我曾经也想过轻生……可是我舍不下她。"

医务社工总结与反思：

服务对象妈妈面临孩子被下病危通知书的现状，处于无助、无法接受的状态，希望向他人倾诉，医务社工主要通过支持性技巧进行陪伴、倾听回应等，给予她情绪上的支持。

由于当天服务对象妈妈联系医务社工时已经是晚上9点，医务社工只能通过微信开展线上服务，线上服务的效果与实地陪伴相比存在不足。此外，医务社工也反思了自己微观技巧的使用情况：同理、共情技巧使用停留在相对初级的阶段，同时存在口头禅式的表达，比如"没关系的"，以及一些不合理的表达和回应，添加了医务社工自己的投射，没能将服务对象妈妈的情绪准确地回应给她。依据服务过程中服务对象妈妈的反馈，此次面谈一定程度上舒缓了她的情绪，为她提供了宣泄情绪的出口。

（四）聚焦和使用已有的优势和资源，协助服务对象妈妈摆脱情绪困境

经过医务社工紧急介入后，萱萱妈妈的紧绷情绪稍微得到缓解，在线上沟通后她又主动约医务社工进行面对面的会谈。

面谈之初，萱萱妈妈一直沉浸在"无法接受孩子现在出院，出院就肯定没希望了"的情绪里，无法客观看待和考虑医生的建议。

> "医生说总在里边躺着也不是办法，说会讨论下让我们自己买个呼吸机。这样出院，万一回家后出事怎么办，孩子这么大了，这么可爱，我舍不得。"
>
> "重症里的一个医生、出来后普通病房的医生，都说孩子的希望不大……"
>
> "我问病房的医生，我说您实话实说，孩子的病情会不会好转，大夫摇摇头，说希望不大。"

在面谈中，医务社工了解到医生建议服务对象萱萱出院是因为她在重症监护病房里除了使用呼吸机之外没有接受其他治疗，医生担心一直没有父母的陪伴会加剧萱萱的恐惧和无助，一直在重症监护病房并不是长久之计。萱萱家长可以尝试在医护人员的培训下掌握护理、照顾技巧以及呼吸设备的使用方法，如果萱萱父母可以掌握这些使用方法，可以考虑购买设备带孩子回家恢复。医务社工在面谈中运用情绪疏导疗法中观察和配合的技巧去引导萱萱妈妈进入状态，从她的话中肯定她的情绪、动机。萱萱妈妈突然被告知要带孩子出院回家，对她来说很突然，很难接受，她产生抗拒情绪也情有可原。萱萱妈妈抗拒情绪的产生也是因为担心孩子回家以后的安全。此外，医务社工也尝试找出萱萱妈妈可以接受的部分对其进行肯定，并通过复述和感性回应将这种肯定传递给她。

在萱萱妈妈逐渐进入状态后，医务社工开始尝试在会谈中运用焦点转移的方法去打破其坚决坚持的一些无效的思想，比如她非常抗拒孩子出院、看待医生的建议比较片面等。

> "孩子目前在重症监护病房里也就是吸着氧，医院方面让您学会护理和呼吸机的使用，也是希望既能保证萱萱得到必要的治疗和护理，又能有家长的陪伴。在重症监护病房里一直躺着，确实也不能忽视孩子的心理问题。"
>
> "医生也希望能够尽量去给孩子创造一个更适宜的环境。"
>
> "如果真的要出院的话，您需要想想接下来要做哪些准备以及需要什么样的支持。"

萱萱妈妈在理解医务社工的意思后，开始认真思考和对待医生的建议，并表示只要这些方法对萱萱恢复健康有好处自己就愿意去学习。

此外，在面谈中，医务社工也运用优势视角理论引导萱萱妈妈发现和使用自己的优势和所拥有的资源，去应对未来的挑战。

> "如果后续您需要在医院附近租房子的话，我们也可以尽可能去提供支持，比如有需要时我们可以邀请科室的护士来做一些上门的护理指导。"
>
> "您爱人虽然不是特别会表达的类型，但是接触下来我觉得他人很稳重，也很有担当，后续也能够帮您一起去照顾孩子。从和您夫妻俩的接触中，我能感觉到你们能够站在对方角度互相理解和体谅。"
>
> "虽然这几年照顾萱萱非常不容易，也听您刚才说孩子经常会遇到各种各样的情况，需要格外小心。疾病和伤痛其实也会给我们带来很多力量，也会使我们增加解决问题的经验，这取决于我们怎样去看待它们。"

面谈结束时，萱萱妈妈决定会等待医生的讨论结果，然后再和爸爸进行商讨。如果最后决定出院，他们会和医生商量是否可以在普通病房过渡一段时间，或者在医院附近租房子过渡，等到萱萱情况稳定，他们能够应对和处理各种情况后，再带萱萱回老家。

医务社工总结与反思：

服务对象妈妈的想法没有那么消极悲观了，不再陷入抗拒情绪，而是愿意继续和医生沟通，开始尝试思考接下来该如何做，遇到困难后应如何应对。此阶段中医务社工尝试运用了情绪疏导疗法，集中于较快速地缓解服务对象妈妈当下的情绪问题。

（五）持续跟进，协助办理出院

该阶段正值春节放假期间，医务社工线上跟进服务对象萱萱的恢复情况，持续关注和评估萱萱父母的情绪状态，在他们需要的时候提供支持服务。2020年2月3日，萱萱妈妈线上告知医务社工，萱萱从重症监护病房转到了普通病房，孩子的肺部情况有好转，医生说近两天就可以办理出院。医务社工协助萱萱妈妈安排出院计划并提前告诉她萱萱出院时该如何办理出院结算，线上协助他们办理出院手续。

（六）结案

该阶段的主要任务是和服务对象萱萱一家结束服务关系，医务社工首先与萱萱妈妈一起简单回顾了整个服务过程，对于萱萱父母在3个多月的治疗中的坚持和付出表达了肯定和欣赏，也鼓励他们利用好此次的经验以及自身存在的资源和优势，更好地面对未来的挑战。医务社工与萱萱父母简单告别后结束了本阶段助人关系。

七 结案与评估

（一）结案原因

服务对象萱萱完成了此次治疗，病情相对稳定，经医生批准可以出院。

（二）结案处理方式及建议

简单回顾、总结了整个服务过程，肯定了萱萱父母的坚持和付出，希望能够增加萱萱一家的勇气和信心，去面对未来生活中的挑战。最后，医务社工和萱萱妈妈告别，在她的同意下结案。

（三）评估

1. 评估方法

通过医务社工在服务过程中的观察收集服务成效、过程记录，将其作为评估依据，在结案前跟进服务方案的达成度及有效性，并收集服务建议。

2. 成效评估

（1）服务对象最后共申请到治疗费用救助金 5 万元，生活补助 4 000元，完成手术治疗，病情有所好转，在医生的批准下出院回家。

（2）通过鼓励和支持服务对象父母多去探视服务对象增加与服务对象的接触和沟通，服务对象由原先的低落、不说话转变为给妈妈比"心"，情绪问题也得到了解决。

（3）服务对象父母在京期间的心理压力和焦虑、哀伤得到了一定的缓解。

3. 过程评估

（1）第一阶段的主要目标为筹集治疗费用，医务社工在提供春苗基金会的经济救助的同时，也链接资源和提供信息，协助服务对象申请到了其他 3 家基金会的救助资源。

（2）在第二阶段，医务社工评估到服务对象在重症监护病房里会有害怕无助的心理状态，需要父母抚慰，便通过运用影响性的技巧，向服务对象妈妈提供了患儿心理发展特点、父母陪伴对于孩子重要性以及进入重症监护病房后如何抚慰孩子等的相关知识和建议。服务对象妈妈后期每周会探视服务对象，鼓励、安慰她，增加她的安全感。服务对象也从前期看着妈妈不说话，到后来愿意给妈妈比"心"，在此过程中，不仅服务对象得到了支持，服务对象妈妈也从女儿给她的回应中获得了坚持下去的动力。

（3）在第三阶段，医务社工通过支持性技巧（同理、倾听、鼓励等）让服务对象妈妈从不主动求助转变为有难题主动寻求医务社工的帮助，双方建立起了良好的信任关系。

（4）在第四阶段，医务社工运用支持性技巧使服务对象妈妈感受到自己是被理解、被陪伴的，同时，医务社工也尝试运用情绪疏导疗法中的打破状态、焦点转移等技巧帮助服务对象妈妈实现了从"出院就是没救了"到"这也是医生给出的利于孩子的建议"的观念转换，使其在后期保持了情绪的相对平稳。

八 专业反思

（一）理论与模式反思

在服务重症儿童的过程中，丧失事件的发生是常有之事，医务社工经常要面对和处理此类事件。在本案例中，虽然没有真正的丧失发生，但是存在预期性丧失。预期性丧失使得服务对象家庭一直处于一种担忧和恐惧之中，服务对象父母容易产生逃避、拒绝接受等哀伤情绪，使自己陷入情绪的困境。本案例服务过程中，医务社工全程都保持着警醒，由于服务对象父母可能会面对失去孩子，医务社工在必要时可能会需要为服务对象父母进行哀伤辅导。本案例中，医务社工需要处理的是预期性丧失致使的情绪困境，加之个案的服务周期较短，因此医务社工借用情绪疏导疗法，使用观察和配合的技巧引导服务对象妈妈进入状态，从服务对象妈妈的话里去肯定她的情绪、动机。此外也尝试找出她可以接受的部分进行肯定，并通过复述和感性回应将这种肯定传递给服务对象妈妈。在服务对象妈妈逐渐进入状态后，医务社工开始尝试在会谈中运用焦点转移的技巧打破其坚持的一些无效思想，缓解服务对象父母的情绪压力。在运用理论的过程中，医务社工虽然处于初级状态，对技巧使用远没有达到纯熟，但是也让服务对象父母的情绪问题得到了一定的解决。

本案例中，服务对象最后能够出院回家是因为病情相对稳定，但疾病没有得到根治，服务对象家庭未来仍面临着许多的危机和挑战。因此，医务社工尝试引入优势视角理论，帮助服务对象家庭更好地认识和理解自己的处境，分析和挖掘家庭自身及其环境中存在的优势和潜能，引导服务对象妈妈学会利用家庭过去的疾病照顾经验、核心家庭内部的支持以及社会支持，以期家庭在未来能够更好地应对挑战。

（二）个案实践反思

本案例也引发了医务社工关于本土医务社工实务过程中所面临的困境

和挑战的思考。医务社工接受的专业教育和实务培训中，个案服务的开展需要具备很多专业的要素，比如医务社工自身的专业性、安全私密的会谈环境以及服务过程需要连续、完整等。但是在现实的工作中，医务社工开展服务的场所通常是医院病房的床边、家属等候室、病房走廊、医院附近的快餐店等，这些场所每天都人来人往、环境嘈杂，很难给创造出安全感和私密感，在会谈中服务对象可能会因为陌生人在场而无法完全表露自我。医务社工在探寻引导的过程中也会因为环境不够私密而有所顾虑和保留，很多时候没有办法非常深入地探究。因此医务社工在面临比较私密的问题时，可以在医院内或者医院周边选择一个安静的空间，比如环境安静的咖啡馆等。

专业的社会工作服务过程应当环环相扣，服务计划连贯。如本案例中服务对象及其家庭存在多种问题，需要多次的会谈才能够达成目标。但是现实情况下，医务社工很难提供完整的专业干预：一方面，医务社工自身专业性存在一定的限制，技巧的运用不够娴熟；另一方面，仅阜外医院一家医院中就有大量需要帮助的患儿及家庭，医务社工人数有限，没有办法实施非常精细的一对一的专业干预。此外，受服务对象住院时长的限制，医务社工能够服务的时间有限，无法达成连续性和周期性要求。因此，医务社工只能以问题的解决为导向，动态评估并解决服务对象及其家庭的最紧要的问题，让其处于比较平衡的状态。鉴于此种情况，医务社工要尽量在有限的服务时间内协助服务对象及其家庭挖掘、学会利用自身及环境中的资源，树立信心，鼓励其建立解决问题的应对机制，以便面对未来生活中的挑战。在服务对象离京后，医务社工尽可能保持回访跟进，探索当地的资源并给服务对象家庭提供确切的信息。

在这个案例中，医务社工认为自己做得最好的地方在于和服务对象妈妈建立了一种信任关系，让服务对象妈妈产生了大的转变，变得愿意和医务社工分享，愿意在情绪需求方面寻求帮助。这让医务社工非常开心，也看到了自己服务的意义和价值。

在服务过程中，医务社工看到了生命的脆弱，也看到了生命的坚强，服务对象父母的坚持，使医务社工无形中被他们的故事和信念影响着，从这次的服务中收获了很多感动和力量，也希望这种力量能够成为自己继续前行的动力。

参考文献

1. 李晓辉，黄丽君. 小儿复杂先天性心脏病姑息手术后的护理对策. 护士进修杂志，2002（7）：530-531.

2. 刘洋，李珊. 浅析丧失与哀伤辅导. 社会心理科学，2009（6）：115-117.

3. 李中莹. 情绪疏导学. 香港：专业效能管理出版社，2003.

4. 孟洁. 社会工作优势视角理论内涵探究. 华东理工大学学报（社会科学版），2019（1）：55-64.

5. 张一奇. 非典型场域医务社会工作实务困境及应对策略. 中国社会工作，2018（9）：8-13.

一个医务社会工作者的赋权式维权

案例编写者：崔澜馨　杨　雅

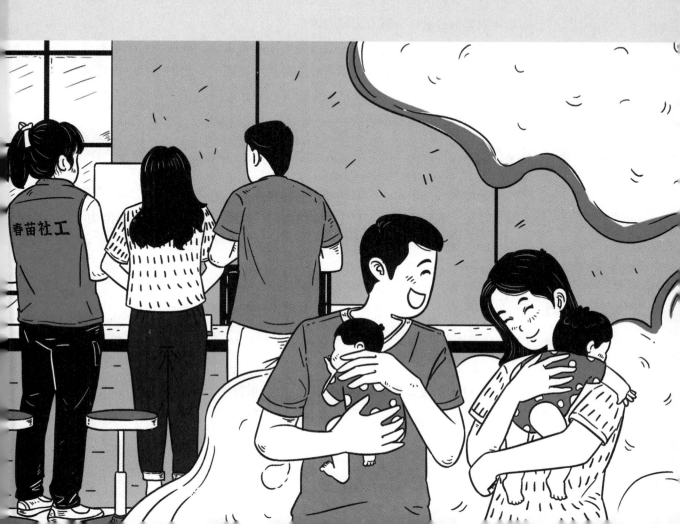

一个医务社会工作者的赋权式维权

一　案例背景

早产儿是高危新生儿中最常见的一类儿童。早产儿各个系统发育不全，从而导致多种并发症和复杂的病情变化。低体重（1 000 克以下）、低孕周（28 周以下）的早产儿被归为超早产儿，为早产儿中的病情最为复杂的类型，意味着长期住院、多重治疗、高额的治疗费用，以及由此带给家庭的沉重压力。同时，较少的社会关注和社会救助资源经常使得早产儿家庭不知道如何寻求社会资源去解决困难。

早产儿群体是春苗医务社工服务的一个重要人群。春苗为这个人群提供的社会服务最核心的内容是动员和链接社会资源。本案例就是一个医务社工协助早产儿家庭从多个渠道筹集资源和善用政府政策来保证患儿能够持续接受治疗的代表案例。

二　案例简介

服务对象为刘某之子、刘某之女，北京籍超早产儿双胞胎，父母为北京郊区居民。取得联系时，已发生的治疗费用已经超过家庭的承受能力，同时面临后续可能产生的巨额费用，有因病致困的可能性，故医务社工决定接案。

三　接案与预估

（一）基本情况

1. 疾病治疗史

服务对象双胞胎在孕周 27 周时，作为危重新生儿被直接转到华北地区危重新生儿救治中心——八一医院，服务对象的母亲和双胞胎均得到及时救治，暂无重大生命危险。服务对象双胞胎中大一点的孩子为低体重女婴（体重 940 克），小一点的孩子为低体重男婴（体重 980 克）；双胞胎出生时健康状况尚可，因为"都有哭声"。因为都为低体重低孕周早产儿，不能自主呼吸，同时容易发生感染，接案时服务对象双胞胎（住院近 2 个月）均采用辅助呼吸（机械通气、CPAP 通气、头罩给氧），并做抗感染治疗，但身体状况尚可（神志清楚，精神反应尚可）。截至 11 月中旬接案时，共花费 34 万元，主治医生给出的全程治疗费用预算为 60 万元。

2. 家庭情况

服务对象双胞胎的核心家庭成员为爸爸和妈妈。

服务对象双胞胎的大家庭包含以下成员：外婆、外公和妈妈的姐姐（大姨），外婆、外公为北京市怀柔区人，均是残疾人，同时是村里的低保户，大姨智力障碍，嫁给同村人，生活不能自理。爷爷患有严重的肺心病（曾住院治疗），2016 年年底去世。

3. 经济情况

服务对象家庭收入主要来源为双胞胎的爸爸。爸爸婚后第一年开始自营酒店会议中介公司，注册资金 3 万元，收入靠业务提成，客户主要是怀柔的三星级酒店，旺季（5 月至 10 月）月收入 1 万元左右，淡季（11 月至次年 4 月）2 000 元左右。

为了增加经济收入，2014 年双胞胎爸爸贷款买了一辆轿车（首付 8 万元，每月还款 3 000 元左右，接案时还差 3 个月还完）用于跑网约车。

同时，服务对象家庭还受困于大量的历史债务。债务来源于双胞胎的妈妈尝试试管婴儿和在怀孕期间保胎住院的大额治疗费用，以及爷爷因为肺心病住院治疗、后续居家治疗以及去世时的费用。债务细节如下：

（1）服务对象父母婚后经历 5 年的不孕不育，于婚后第 5 年（2017年）开始尝试试管婴儿，共花费 7 万多元。

2017 年试管婴儿成功后，在怀孕 23 周的时候，母亲开始住院保胎，并因为情况危急，迅速由区级医院转入市级医院（区级医院观察 3 天，观察结束 2 天后转入市级医院）——安贞医院。

转入安贞医院后，医院帮助双胞胎父母将孕周延长了 3 周，但费用巨大（所用药物必须为进口药物，不能由医保支付，需要自费承担。同时，双胞胎的妈妈由于长期卧床导致小腿肌肉萎缩，并患有腰椎间盘突出，保胎 22 天的时候大出血，造成大额治疗费用）。在安贞医院住院期间的治疗费用为纯自费，共支出 8 万多元，其中 2.6 万元直接付给保胎进口药药商，护工费 6 600 元，治疗费用共付清了 56 800 元，还欠费 10 800 元未与安贞医院结算，向安贞医院说明情况后，先筹钱救孩子，等孩子的问题解决了，再与安贞医院办理出院结算。

（2）2013 年 3 月双胞胎的爷爷因肺心病加重入院，出院后每月还需要 4 000 元左右的医药费，于 2016 年 11 月去世，共花费 40 多万元，其中大部分为外债，现在还有 7 万元没还。

4. 情绪状态——服务对象、服务对象父母、家属的情绪状态

本次申请救助和接受初次访谈的均是服务对象双胞胎的妈妈，访谈阶段，双胞胎的妈妈压力非常大，对双胞胎的情况患得患失，焦虑，没有信心。

5. 社会支持——家庭成员、其他社会支持

初次访谈时，双胞胎的父母及家庭成员都表示想要积极挽救双胞胎。但服务对象家庭支持系统比较弱，经济积累也比较弱，外婆家仅能支持 4 万元，双胞胎的父母一直处于借款、还款的状态，充分利用了自身的社会支持资源，共向亲属借款 38 万，同时给双胞胎办理了"一老一小"医疗保险①。双胞胎的父母跟医生的关系比较良好，通过医院的医生了解了春苗基金会。除了春苗基金会，服务对象家庭未向其他社会系统（政府部门）进行求助，父母对于后续解决治疗费用的方式的看法是：服务对象双胞胎的治疗及后续康复的费用只能靠亲戚朋友的借款。

（二）需求评估

1. 生理健康的需求

服务对象双胞胎为超早产儿，接案时（双胞胎出生 2 个月后），病情已

---

① "一老一小"医疗保险是北京地区针对北京户籍儿童和老人的一种基础医疗保险。

经比较稳定，但是医务社工通过与医生的沟通了解到，双胞胎仍需接受较长时间的住院治疗。医生表示："双胞胎目前的症状为呼吸不好，均需使用无创呼吸机，血氧不稳。下一步的治疗计划为：呼吸机暂时撤不了，另需治疗感染，如果顺利的话还需要住院1～2个月。"

2. 治疗费用的需求

医务社工通过多种获取信息的途径，从双胞胎的父母和主治医生处综合评估了双胞胎的后续治疗费用。

接案时，双胞胎中的男婴已经花费12万元，女婴已经花费11万元，由于每天用的药不一样，每天的费用情况也不一样，平均每天每个孩子要花费2 000～3 000元。

双胞胎的主治医生关于后续治疗费用的反馈为："患儿后续如果顺利的话，还需要住院1～2个月，现在无法预估费用。"主治医生出于专业的严谨（无法预期后期的病情变化和可能的治疗变化），所以无法给医务社工提供具体治疗费用。

医务社工最终根据服务对象父母提供的线索（父母表示入院时医生告知预期费用为60万元）和已知花费做出预估：后续至少仍需要准备30余万元的治疗费用。

3. 照顾者的心理不适需求，如恐慌、焦虑或压力

医务社工主要工作对象为服务对象双胞胎的妈妈，访谈阶段，妈妈表示压力非常大，对双胞胎的情况患得患失，焦虑，没有信心。

同时，因为服务对象双胞胎为父母多年（5年）不孕不育，尝试试管婴儿后得到的孩子，母亲为了怀上双胞胎付出了很多——为了保胎，她需要"每天打针安胎，从试管婴儿开始到成功受孕打了几百针"。这种来之不易，使得妈妈更担忧自己的孩子。

4. 服务对象家庭社会支持的需求

服务对象双胞胎的父母均为农村户籍，居住在农村。从求助后果看，经济层面上，服务对象家庭能够从社区内亲友处得到一定的支持并且得到社区内的信任，但是无法从自己所在的家族内部获得更多的支持。

双胞胎爸爸的朋友告知医务社工，爸爸是有名的孝子，前几年给双胞

胎的爷爷看病花了不少钱，大家都有帮衬，借的钱大部分都还了，本次也向自己借款 4 万元给孩子救命。他们家之前的收入可以保障日常生活，最近几年由于家里老人生病、怀孕保胎、孩子早产没有存款。

双胞胎所在的大家庭并不能给到更多的经济支持。双胞胎外婆、外公是当地低保户，妈妈的姐姐有智力障碍；奶奶是农民，无经济收入，健康状况不好（腿脚不好，患有高血压和心脑血管疾病），每月需要花费 800 元左右的药费。

在孩子是否继续治疗的决策上，双胞胎所在的大家庭给了双胞胎父母很多精神上的支持——支持父母继续治疗双胞胎的决定。

服务对象父母似乎没有求助过政府系统内的资源，只是在申请贫困证明时与政府系统内的基层公务员打过交道，但并未求助过。

因为后续治疗费用缺口仍然较大（至少需要 30 余万元的资金），虽然双胞胎父母已经向家族和社区内亲友求助过，并获得大额的资金支持（38 万元），但家族内和社区内可使用的剩余资源并不多，医务社工需要帮助服务对象家庭从以基金会为代表的民间社会支持系统和以政府政策为代表的政府系统内寻求资源。

四　理论与实务模式应用

在这个个案的服务过程中，医务社工发现，服务对象家庭有社会支持利用度不佳的情况，尤其在寻求社会资源和社会系统的支持时。首先，双胞胎的父母之所以求助春苗基金会，也是因为医生提出了建议，在此之前他们从未想过还可以这样寻求社会资源。其次，双胞胎的父母不认为可以向政府系统内的资源进行求助。最后，服务对象家庭曾经面临"因为医院和医管局之间的程序问题不能报销医保，可能使得家庭无法获得十几万的报销款"的状况，可是双胞胎的妈妈表示："我们也不知道该怎么办，能报销就报销，不能就算了。"

如何来理解这个家庭在承受巨大的经济压力和需要大量的社会资源时表现出的被动求助方式，以及遇到权利不能得到保障时表现出外控的归因倾向（认为自己的生活由外部控制）而非努力争取呢？对于这样的求助习惯，医务社工试图从中国社会结构和文化层面进行理解：中国特定的社会结构和文化建构了农村家庭特定的求助行为和福利意识。

中国社会的求助行为和福利意识

王思斌老师曾经对中国社会中的求助关系进行了制度和文化层面的分析——用传统社会的结构和文化与计划经济时期的结构与文化特征来解释中国社会环境下的求助关系。王思斌老师发现，无论是在受传统文化和社会结构影响更深的农村社会，还是以受计划经济的社会结构和文化要素影响更深的城市社会，中国人的求助行为都很消极。其中，中国农村居民更喜欢以道家方式来解决问题，强调道家的清净自守及家庭和家族内的自助性；同时，如需要在社区内寻求帮助，因为差序格局的影响，也更倾向于向邻里与亲友求助。[①]

这个案例中，服务对象双胞胎的父母均为农村户籍，居住在农村，也更愿意求助于农村社区民间系统内的资源，从自己的家庭和家族、亲近的朋友关系网络中筹集资源。

医务社工进行社会支持和资源使用评估时发现，双胞胎的父母似乎没有向政府系统内的资源求助过，也未意识到可以这样做。王思斌老师曾经试图用"福利意识形态"这个概念来解释中国社会中的这种消极求助行为，医务社工在这里也希望能够借助这个概念来理解这种状况。

福利意识形态是指一个国家、政党、群体或社会关于福利获取、享有或转移的看法，它是一套系统的有关福利道德和权利的观念及价值观念。王思斌发现，在中国的社会环境下，因为帮助类型不同和归因不同，人们的认知-行为方式也会不同。在因为个人原因遇到困难时，人们大多被动接受现状，而不是主动争取机会，在政府提供帮助时更多采取的是等待的行为方式。

借助福利意识形态的概念来分析服务对象家庭的求助行为，我们可能可以理解他们的做法：双胞胎巨额治疗费用的产生是个人疾病所致，其父母在寻求基金会和政府机构的帮助上是被动的，同时在与政府打交道时也

---

① 王思斌. 社会工作本土化之路. 北京：北京大学出版社，2010.

更多采取被动等待行为。

　　然而，充分享受社会福利制度是人民的一大权利。但是本案中双胞胎的父母并没有很强的享受自己应有的福利的意识：在福利因为程序问题不能得到保证时，他们仍然采取被动消极的方式，而非主动争取和维护自己的权利，从而获得应有的福利。医务社工在此引入两个新的服务概念，即"倡导""赋权"，来指导自己后续的服务。

　　倡导，是社会工作者日常工作中不可或缺的一部分，某种意义上，也是另一个重要概念——赋权的一个层面。通过倡导，社会工作者能够为人们发声或者支持人们为自己发声，从而支持服务对象得到他们原有的，或是应该得到的。本案医务社工借用直接倡导（Brandon & Brandon，2001）的方式，希望能够直接代表服务对象，在微观层面为服务对象家庭从民间慈善机构（如基金会）和政府福利系统内取得他们应得的社会福利。① 然而，医务社工在具体执行中，还需要注意服务对象家庭的自主性，在这里医务社工引入赋权理念，帮助自己警惕在提供直接倡导服务时可能带来的服务对象家庭的失声。

　　赋权，简而言之，就是医务社工协助服务对象家庭为自己发声，并从中体验到自身掌控感，以及享受拥有权力的状态。赋权是从困难群体反压迫发展出来的概念，现在已经扩展到了多种层次和系统，如个人赋权、组织赋权、群体赋权等。

　　在本案中，因为服务对象家庭与医务社工所在机构和其他慈善机构打交道时，并不涉及社会结构不平等，所以医务社工更多借用的是赋权概念中的关于自身掌控感的阐述，帮助自己了解服务对象家庭面对这些机构时可能存在的无力感。同时，本案医务社工也借用弗雷雷（Freire，1973）对于赋权的定义：赋权就是一种教育性活动，经由对话与合作，使服务对象家庭参与到一定的实践之中，体验并采取行动去应对由自己的行动引致的现实，这种体验与应对本身又会进一步影响到以后的行动。弗雷雷强调：服务对象家庭通过参与到服务中，可以重新体验自我行动所带来的改

① 贝克特. 社会工作实务理论：整合运用取向. 洪敏琬，译. 台北：洪叶文化出版社，2017.

变，从而引发个人权利意识和后续行动机制的改变。在个案实操层面，对赋权理念的运用体现为将服务对象家庭纳入服务计划制订和实施的过程中，帮助服务对象家庭在服务如何被组织的问题上享有更大的发言权，从而帮助他们增强对自身生活的控制力。[①]

在开展资源链接工作时，本案医务社工需要协助服务对象家庭梳理可申请的资源，让服务对象家庭成为各种社会资源的申请方，帮助他们意识到自己可以享有多种社会资源，体会亲自申请传统求助系统外资源的过程，增强他们的掌控感。

对于如何在政府福利系统内开展资源动员，医务社工借用了里斯（Rees，1991）关于增权在社会工作中的政治角色的论述，帮助医务社工更加深入地理解如何与权力部门打交道，以及帮助服务对象家庭通过提升技巧来进行维权。[②]

里斯认为，应将权力视为可以积极运用的东西，权力深刻地影响着那些服从它的人们。要注意运用经由权力斗争获得的影响，去争取资源和解决冲突。同时，里斯强调技巧可以增权。获取并运用技巧，是实现解放的一种重要方式。[③]

如何借用政府内的权力结构去帮助服务对象家庭争取资源，同时以政府内认可的沟通机制和技巧来获得权利的保障，是医务社工后续与政府福利部门开展实务工作时的两大重点。

五 服务计划

(一) 服务目标

1. 总目标

本次服务的总目标是帮助家庭链接各系统内的资源，及时筹措治疗所需资金，帮助患儿顺利完成治疗，尽量减少家庭因病致困的可能；关注主要家庭成员心理状况，避免他们被情绪压垮的情况发生。

[①②③] 派恩. 现代社会工作理论（第三版）. 冯亚丽，叶鹏飞，译. 北京：中国人民大学出版社，2008.

2. 具体目标

（1）为家庭链接各系统内的资源和机构内资源，筹集患儿所需治疗费用，尽可能完成所需治疗，顺利出院。

（2）关注家庭主要成员的情绪变化，尤其是主要照顾者的心理压力和在治疗中因为病情变化而产生的情绪波动，及时提供心理支持，避免家庭主要成员产生情绪问题。

（3）在遇到问题时，协助服务对象父母进行危机处理，减少治疗阶段的阻碍。

（二）服务计划

（1）及时评估患儿治疗情况、所需医疗干预以及相应的治疗费用。

（2）与家庭协作，保障家庭享受各种社会保障福利，必要时可以帮助家庭发声。

（3）协助服务对象父母完成各个慈善机构的资金申请，如有需要，还可调动机构资源，与服务对象家庭合作发起网络筹款。

（4）如有需要，医务社工提供能力范围内可提供的心理或情绪支持服务。如服务对象父母的心理状况已经超出医务社工的服务能力范围，医务社工需计划进行机构内部和机构外部的转介。

（5）如有需要，链接机构内资源提供出院服务，协助家庭顺利结束治疗。

六　服务过程

（一）第一阶段：接案、初步评估、资源初步链接

2017 年 10—11 月，本案医务社工初步与服务对象家庭建立关系，完成了初次评估，联系民间慈善机构、政府背景慈善机构的社会资源，代表服务对象家庭向这些慈善机构进行申请资源时的发声，协助他们获取网络上早产儿养育课程，关注服务对象双胞胎妈妈的情绪变化并在必要时做出干预。具体工作如下。

2017 年 10 月，在决定接案后，本案医务社工电话联系双胞胎的妈妈：告知她自己已经决定接案，并告知自己的联系方式和称呼；同时还告知其

如何申请春苗基金会的救助项目，如相应的申请表要求和申请表邮寄方式等。在电话中，医务社工通过积极的倾听，有意识地与服务对象母亲建立起初步关系。

2017年11月的第一周和第二周，医务社工完成对适合服务对象家庭的北京地区救助资源的搜寻和联系，以及对机构内部可以使用资源的确认，同时还进行了早产儿护理网络课程的搜寻。医务社工在这个过程，充分发挥自己作为倡导者的作用，在机构内部和机构外部为这个家庭发声，从服务对象家庭的需求出发，向机构内的各个项目主管和北京市慈善协会的联系人说明了这个家庭所遇到的困难，以及可能需要的资源和支持，从而帮助服务对象家庭最大限度地筹集和调动社会资源。

在完成上述准备后，医务社工跟进服务对象家庭的春苗基金会申请表准备进展，并向服务对象家庭介绍了作为北京户籍居民可以申请北京市慈善协会相关资源的信息，并介绍了春苗基金会内针对早产儿护理的家长支持服务、告知早产儿微课相关信息；医务社工同时也解答了服务对象家庭关于申请表填写问题的疑问。医务社工在向服务对象家庭介绍各种社会资源时，有意识地告知服务对象家庭：这些资源都需要服务对象家庭自己来决定是否申请以及成为申请的负责人，医务社工更多的是作为协助者。在这里，正如前文理论部分关于赋权部分的阐述那样，医务社工将服务对象家庭纳入服务计划制订过程中，将决定权交给服务对象家庭，从而帮助服务对象家庭意识到自己可以享有多种社会资源，自己能够主导传统求助习惯外的资源的申请过程，同时帮助他们走出习以为常的求助行为模式，并且增强他们对自己生活的掌控感。

服务对象双胞胎的妈妈在沟通中也透露出自己深感压力。医务社工运用陪伴的技巧倾听她的情绪，从而帮助她达到情绪宣泄和缓解压力的目标。

2017年11月的第三周和第四周，医务社工收到服务对象申请资料后，完成初步材料核对和合规性确认。同时医务社工通过电话方式完成了面谈和初次评估——评估包含医疗状况和费用评估、家庭经济状况和支持系统评估、家庭可能的主要需求评估、主要照顾人情绪评估等方面。在此次会谈中，服务对象双胞胎的妈妈向医务社工表达了自己的焦虑，表示自己压力非常大，对双胞胎的情况患得患失。医务社工有意识地运用了给予希望和正常化的技巧，向她介绍早产儿家长领袖"小好爸"及"强壮爸"的故事，告诉她这两个家庭的孩子是如何克服重重困难并有着美好的结局，帮助双胞胎的妈妈意识到不是只有自己在面对这样的状况，不是只有自己的孩子在经历这个过程，自己的孩子和家庭是有可能像这些成功的家庭一样经历各种动荡和苦难最终走向一个美好的结局的。双胞胎的妈妈表示听完这些家庭的故事后，逐渐有了信心。

同时，医务社工还鼓励双胞胎的妈妈尝试信任医生的能力和信任自己孩子的能力，借用 NLP 的换框技巧①，帮助双胞胎的妈妈从积极的角度重新阐释自己的故事，把曾经困难重重的经历改述为"虽然困难但是仍然满怀希望和信念"，从而帮助她积极面对后续的治疗过程。

（二）第二阶段：病情恶化与资源多元化筹集

2017 年 11 月底至 12 月中下旬，医务社工跟进服务对象家庭和双胞胎的主治医生，了解双胞胎的病情变化，了解服务对象家庭社会资源申请和使用的进度，评估相应的需求变化，判断服务计划是否需要调整和如何调整。具体工作如下。

2017 年 11 月底至 12 月上旬，医务社工在跟进服务对象家庭后，发现服务对象家庭在向北京市慈善协会提出申请时，遇到过流程上的困难，导致短期内（双胞胎住院期间内）无法申请到这部分资源。区级慈善协会则需要服务对象家庭提供双胞胎治疗费用的相关发票原件，但这样的票据只有出院后才能获得。因此服务对象家庭只能在双胞胎出院后，完成"一老一小"报销才能再进行相关项目申请。同时，区级慈善协会只接受政府部门推荐上来的需要救助的家庭，并告知医务社工："这是个长期项目，明年也可以申请。"

这次跟进中，双胞胎的健康状况有所变化，相应的治疗和治疗费用也有所改变，服务对象家庭开始出现欠费的情况。服务对象双胞胎健康和治

---

① 浦登记. 运用 NLP，你可以变得更好. 陈政芬，译. 台北：世茂出版有限公司，2012.

疗状况如下。

双胞胎中的女婴，体重为 2 230 克，12 月 4 日出现腹胀，并发生感染，被诊断为巨结肠，后续需要接受手术。次日，女婴病危，便血，晚上做完手术，小肠切除 5 厘米，大肠切除 1 厘米，造两个瘘，严重感染，已共计花费 20 万元，欠费 5 万元。后女婴开始上有创呼吸机。男婴病情稳定，体重为 2 500 克，每天吃奶 8 次，均足量，已共计花费 19 万元，欠费 4 万元。

医务社工作为代理者，及时向机构内救助项目的项目主管反映情况，在女婴手术当天完成救助资金的请款和转账——每个孩子资助 3 万元。

基于上述跟进，医务社工评估发现，如只有春苗的资助，服务对象双胞胎仍然会存在欠费问题，服务对象家庭仍然无法继续完成双胞胎的治疗。因此，服务对象家庭可能需要借助网络众筹来筹集更多的治疗费用。医务社工随即调整服务计划：告知服务对象家庭可以通过"轻松筹"或腾讯公益平台筹集资金，并协助服务对象家庭准备这两种途径所需的资料。

12 月中旬，医务社工协助服务对象家庭通过"轻松筹"筹集了 48 700 元，这笔资金随即用于双胞胎的继续治疗。同时，医务社工代表服务对象家庭，在与项目部门主管和机构主管磋商后，得到机构主管的大力支持；着手与服务对象家庭合作完成线上筹款资料的准备，向机构内的线上筹款服务团队递交资料，寻求他们的支持，筹划在腾讯公益平台上进行筹款，并依托机构影响力和机构主管的影响力召集捐款人进行捐款。

心理支持方面，因为双胞胎中的女婴经历了病情的突然恶化和紧急手术，对于双胞胎的妈妈来说可能是一个突然的危机。医务社工借用危机干预中的心理急救技巧[①]，通过微信关注双胞胎妈妈每天的情绪状况，以一种独特的形式告知她："我与你在一起，如果你需要，你可以随时找到我，我可以倾听你的感受、经历。"

（三）第三阶段：线上筹集资金的使用和医保政策

2017 年 12 月底至 2018 年 1 月，医务社工在调动机构资源的基础上，

---

① 詹姆斯，吉利兰. 危机干预策略（第七版）. 肖水源，等译. 北京：中国轻工业出版社，2018.

完成了腾讯公益平台上关于服务对象家庭的筹款项目的上线。在整个机构的筹款资源动员下，服务对象家庭最后筹集到11万元左右的救助金。这笔资金将会成为双胞胎后续治疗重要的支撑。

2018年1月底至2月初，医务社工继续密集与服务对象家庭和医生进行沟通，确认双胞胎病情变化以及后续治疗的安排进度，及时了解家庭的治疗费用需求，及时安排腾讯公益平台线上筹款资金的拨付，同时提醒服务对象家庭使用医保的报销政策。具体工作如下。

2018年2月初，医务社工与双胞胎妈妈了解情况，得知双胞胎中的男婴经过121天的治疗已于2018年1月21日出院，情况稳定，体重约4 300克。女婴因为小肠穿孔造瘘手术体重增长缓慢，严重腹泻，只能静脉营养注射维持生存，因为肾脏出现弥漫性改变，医生说需暂时观察，二次手术指征不够，体重太低手术风险太大，还得在医院住一段时间。八一医院的医生告知医务社工女婴的病情："目前患儿已完成造瘘手术，还存在腹泻的情况，需观察一段时间后再准备做二次手术，目前体重已长到5 000克，目前欠费约47 000元，后期可能还需住院1个月左右。"

基于上述情况，医务社工评估发现，如无意外，双胞胎男婴已经健康出院，后续可能不会产生大额的治疗费用，对于父母的心理状况和家庭的经济状况不会造成负面影响。服务对象家庭现在更多的困境来自女婴较差的身体状况以及后续可能的治疗。

基于以上情况，除了与服务对象家庭继续跟进线上筹集资金的使用和线上捐款的反馈，医务社工将自己的服务重心放在女婴的病情对服务对象家庭的影响，而非原来的两个患儿。同时，因为服务时间为年初，正是上一年医保报销的截止时间，医务社工需要关注家庭是否及时进行了上一年治疗费用的报销，以及是否享受了应有的报销比例。

在线上筹款相关服务方面，医务社工在得知双胞胎中女婴的欠费情况和后续转科治疗的情况后，及时代表服务对象家庭在机构内分别申请了5万元和2万元的网络筹款并拨付给医院，用于偿还欠费和后续转科后的治疗；同时告知双胞胎的父母网络筹款的使用情况，并将转账凭证给他们进行留存。此外，医务社工还协助家长完成每周更新一次的双胞胎的治疗和健康相关的信息，及时反馈给捐赠人。

基于服务对象家庭与政府部门打交道的消极沟通习惯，为了保障服务对象家庭能够享受应有权利，医务社工在多次跟进中，都向服务对象家庭强调了医疗保险报销的重要性，请其关注报销截止时间和报销比例。

2018 年 3 月初，医务社工继续向双胞胎的妈妈了解双胞胎中女婴的健康状态以及后续治疗。她告知了医务社工女婴目前的情况：病情有好转，但由于身体多项指标不合格，包括体重低、腹泻，暂时还需要继续观察，预计 3 月 15 日左右才能进行手术。医务社工计划在 3 月 15 日这个重要的时间点再次做后续需求评估和服务内容的确定。

(四) 第四阶段：医疗报销面临的危机和维权

随着 2018 年 3 月 15 日（预定手术日期）的临近，医务社工再次与服务对象家庭密集沟通，以确认女婴的病情是否有变化，是否可以按照既有的计划来安排手术，及时了解这次手术治疗和康复的治疗费用需求，同时了解服务对象家庭医保的报销情况，从而决定此次手术和后续康复资金的安排。然而突发事件发生了。

手术前两天（3 月 13 日），医务社工与双胞胎的妈妈取得联系，询问关于医保报销的事情。双胞胎的妈妈告知医务社工当地区医保局告诉她，住院费用必须每 90 天就进行一次分割，才能完成报销。由于女婴住院时间长，超过了 90 天，医院提供的发票超过了 90 天，同时赶上了春节，医院暂停业务没有进行分割，2017 年女婴的治疗费用错过了医保报销时间，无法得到 17 万元的医保报销款。医务社工询问服务对象家庭打算如何进行处理，服务对象家庭表示自己也不知道怎么办，"实在不行，就算了"。

虽然社会工作有重要的尊重案主自决的工作原则，但本案医务社工评估服务对象家庭经济状况以及双胞胎后续的治疗费用和养育费用后认为，这笔 17 万元的报销款是这个家庭应对后续的经济支出和后续养育费用支出的重要资源，应该协助家庭尽量争取自己应有的权利。同时，基于医务社工本人过去在政府部门工作的经验，医务社工认为，应在家庭能够承受的风险范围内进行维权：可以利用合理合法方式进行资源的动员和倡导性维权，而非以激烈的形式进行，以免造成不良的后果。同时，维权时机也非常重要，因为双胞胎中的女婴即将要开始手术，因此需要在手术完成后再协助服务对象家庭进行维权。

医务社工梳理了自己个人关系网络和机构关系网络中的资源，代表服务对象家庭向这些重要的个人阐述该家庭承受的压力和所遇到的报销问题，并以委婉的方式表示希望以恰当的方式维护这个家庭应有的权益。这些工作人员提出了建议：政府一直都有接受市民投诉和咨询的正式渠道——市长热线，建议双胞胎的父母通过市长热线投诉，一定会有人跟进和给出答复；同时，告知了服务对象家庭投诉时恰当的沟通方式。

3月16日，双胞胎中的女婴顺利完成了手术。

医务社工在术后开始跟进服务对象家庭成员的情绪状况和压力状况，试图寻找合适的时机与服务对象家庭商量后续的医保维权事宜。

手术完成一周后，双胞胎中的女婴病情稳定，医务社工通过电话与双胞胎的妈妈商议如何处理医保不能报销的问题。医务社工告知其自己过去收集的关于医保报销的解决建议，并询问双胞胎的妈妈是否愿意尝试：可以通过市长热线进行情况上报，寻求常规渠道解决。双胞胎的妈妈开始时表示了担忧，不知会不会出现沟通问题，或者有人觉得自己在找碴。医务社工分享了过去自己拨打市长热线的经历，表示没有问题，如果有问题，还可以继续向自己寻求帮助，同时也介绍了市长热线的作用和合理的沟通方式。

双胞胎的妈妈在考虑后表示愿意尝试。与政府机构接受投诉和上访的工作人员沟通需要一定的技巧，同时，正如里斯强调的"技巧可以增权"[1]，如何与高度科层化的工作人员以政府内认可的沟通机制和技巧进行沟通，以便于他们愿意协助，这种技巧本身就是对服务对象家庭的赋权。

基于曾经的政府机构工作经验以及向一些专家咨询后得到的建议，医务社工告知双胞胎的妈妈拨打市长热线的技巧：在有限的时间内把事情说清楚，以方便工作人员跟进。同时在医务社工的协助下，双胞胎的妈妈梳

---

① 派恩. 现代社会工作理论：第3版. 冯亚丽，叶鹏飞，译. 北京：中国人民大学出版社，2008.

理了治疗经历和相应产生的费用以及报销的情况，将所有上述信息用笔记录下来，以方便打市长电话时能够第一时间回答相应的问题。

第二天，双胞胎的妈妈拨通了市长热线，镇定地将前一天所梳理的信息有条不紊地告知了工作人员。第三天，双胞胎的妈妈接到八一医院的通知：可以进行分割。同时，双胞胎的妈妈也接到所属区医保局的电话，电话中，区医保局询问了双胞胎的妈妈的具体情况，并告知了所需准备的材料和流程，以及后续如何申请医保报销。

七 结案与评估

（一）结案

2018 年 4 月，双胞胎中的女婴顺利出院，至此，双胞胎均完成住院治疗，回到家中由家人照顾。医务社工帮助服务对象家庭顺利度过治疗阶段，并完成所需各项治疗，双胞胎均健康状况良好，本案医务社工决定结案。

（二）结案跟进

2018 年 8 月，本案医务社工对服务对象双胞胎的情况进行了回访，截至回访日，双胞胎健康状况较好，男婴还有些肺炎，但已经不用总跑医院了。某机构护理师为双胞胎提供了 3 个月左右的免费护理，目前双胞胎的体重各增长了 1 000 克左右，妈妈已经可以自己护理双胞胎了。医保报销的事情已经全部得到了解决，目前正在等待报销款。双胞胎妈妈的情绪较好，对未来生活充满希望。

（三）评估

目标达成情况如下。

本案医务社工帮助这个家庭从春苗基金会申请了 6 万元救助金，动员服务对象家庭通过"轻松筹"筹集 48 700 元，协助服务对象家庭通过腾讯公益平台筹集 11 万元左右，同时还帮助服务对象家庭解决了医保报销问题，使得服务对象家庭获得了 17 万元的医保报销款。筹集的大约 22 万元救助金帮助服务对象家庭顺利完成了双胞胎的治疗，17 万元医保报销款可以用于偿还家庭的借款，避免发生服务对象家庭因病欠债、最终返困的情况。

同时本案医务社工在服务过程中时刻关注主要家庭成员的心理状况，

尤其是在服务对象双胞胎病情发生巨大负面变化时，以恰当的能力可胜任的方式进行干预，这也给双胞胎妈妈最后带来了"对未来生活充满希望"的希望感和掌控感。

同时，在家庭遇到危机（医保报销遇到阻碍）时，本案医务社工有意识地运用多种资源，寻找解决办法，协助服务对象家庭以合适的方式渡过了这样的危机，尽可能减少其在治疗阶段遇到的阻碍。

八 专业反思

（一）理论与模式反思

倡导，是一个社会工作中经常使用的服务概念，也是一个在法学上经常被使用的概念，但是因为中国社会工作研究领域对于"如何代理服务对象的权益，如何帮助服务对象争取权利"缺乏实务研究，导致一线医务社工在帮助服务对象维护权利时缺乏实操性的指引。在这方面，医务社工可以借鉴法律上的规定以及从法学实务中学习相关知识，更加明了在一线实务中如何更好地实现倡导。

赋权，发源于北美地区少数族裔对于自己被压迫的反思以及对权利的争取，天然代表着社会工作关于提升社会治理和社会结构变革的一面。如何在中国的一线实务中体现赋权，是借鉴北美地区和中国香港地区的个案层面的操作方式（将服务对象纳入服务计划制订和实施），还是有其他可能的实现方法，都需要中国社会工作者的进一步探索。

（二）实务反思

倡导是医务社工服务中一种最基础的服务形态，然而对哪些是服务对象的权益，是否有意识地维护服务对象的权益，如何识别机构内潜在的服务边界和个人对于政府体系内的政策与权力的潜在的畏惧，其实对个人而言是一个巨大的挑战。

关于哪些是服务对象权益，医务社工应该有意识地查看法律上对于个人权利的界定，以及参考具体法律条款的相关规定，以方便自己后续一线服务的设计和提供。

在个人层面，医务社工需要对自己的个人教育背景、成长经历、所在阶层进行严格的自我剖析，了解自己对于中国国情下权力结构中权力的认识以及权利被侵犯后的态度和行为方式，看到自己的态度和行为方式在帮助服务对象时能否成为潜在的助力。

在机构层面，医务社工需要意识到，自己在一个机构内服务，这也就意味本身就是在一个系统内工作，系统有自己的运行规则和流程。但是需要警惕系统内的这些规则和流程是否会成为自己所服务的服务对象得到社会资源的障碍。医务社工需要时刻反思自己在日常工作中形成的习以为常——这些习以为常是否会无视服务对象在慈善机构中所应得的权利，从而影响了最终得到的资助；医务社工本身在一定程度上的不作为是否成为服务对象获得资源的障碍。

服务对象自决与权益倡导有时会成为一对互相角力的服务理念，在服务对象不愿意去维护自己应有的权利时，医务社工是应该以服务对象权利为先还是遵循服务对象自决的原则？这是没有唯一答案的。医务社工在做好帮助服务对象知悉所有可选择的解决方案和后续、应维护的权利带来的利益和维权风险后，事情会发展出一个自然的结果，而这个结果可能在医务社工的预期内，也可能不在医务社工的预期内。

参考文献

1. 派恩. 现代社会工作理论（第三版）. 冯亚丽，叶鹏飞，译. 北京：中国人民大学出版社，2008.

2. 何雪松. 社会工作理论. 上海：上海人民出版社，2007.

3. 王思斌. 社会工作本土化之路. 北京：北京大学出版社，2010.

4. 浦登记. 运用 NLP，你可以变得更好. 陈政芬，译. 台北：世茂出版有限公司，2012.

5. 贝克特. 社会工作实务理论：整合运用取向. 洪敏琬，译. 台北：洪叶文化出版社，2017.

6. 詹姆斯，吉利兰. 危机干预策略（第七版）. 肖水源，等译. 北京：中国轻工业出版社，2018.

案例六

被手术"吓跑"的一家

个案管理模式下的医务社会工作服务个案

案例编写者：李淼

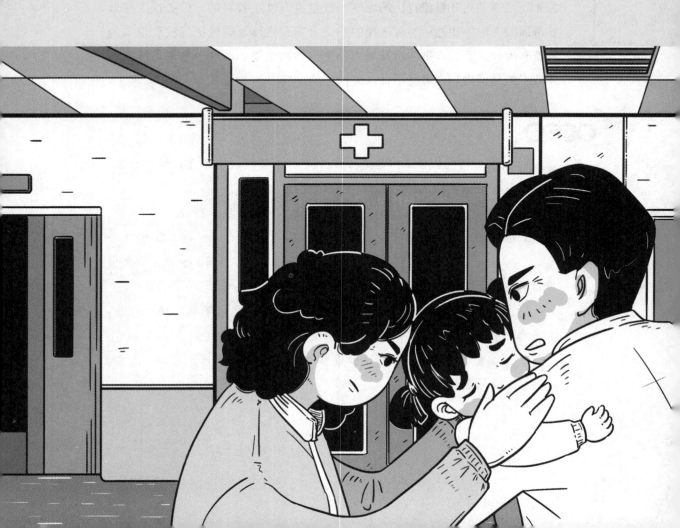

被手术"吓跑"的一家

——个案管理模式下的医务社会工作服务个案

先天性心脏病是最常见的一类先天性畸形，约占各种先天性畸形的 28%[1]，手术治疗是患儿长期生存的唯一方法。与其他疾病相比，先天性心脏病有其自身的特殊性。首先，从疾病治疗过程来说，先心病情复杂，手术风险较大，部分复杂案例甚至需要接受多次手术。其次，由于地域发展差异，我国的医疗资源分布也不均衡，许多来自经济落后地区的患儿只能由家长陪同到北京、上海等地的大医院进行手术。这些家庭来到陌生城市、陌生环境，生活不便，远离亲属朋友，在医院所在地缺乏支持；家长作为患儿的监护人和照顾者，在手术前后承受着巨大的心理压力。针对这样的需要多次手术的家庭，医务社工会主要以个案管理模式的方式介入和干预，从而满足服务对象和家庭的多重需求，协助其得到良好的服务。[2]在本案中，多名医务社工跨越 7 年时间"接力"为一个家庭提供服务。其中，笔者为服务对象家庭第三次来京治疗期间提供社会工作服务的医务社工。

一 案例背景

服务对象小莹，2011 年 8 月出生于海南，出生 7 天后因发烧前往三亚农垦医院治疗，被确诊为复杂先天性心脏病：三尖瓣闭锁，室间隔缺损，房间隔缺损，右室流出道狭窄。患有复杂先心使得她经常感冒发烧；出生

---

[1] 马润伟. 经胸小切口微创先心病封堵术. (2013 - 12 - 02) [2021 - 11 - 09]. https：//www. haodf. com/neirong/wenzhang/1203558251. html.

[2] 杨海芹，刘春文. 先天性心脏病患儿术前父母心理状况及应对方式调查. 护理研究（中旬版），2006（11）：2935 - 2936.

后 1 年内，已因感冒到三亚农垦医院住院治疗了三次，花费了 1.8 万元；并且，疾病也严重影响了她的生长发育，她 2 岁时才可以坐起，但仍然不能站立。

2012 年，三亚农垦医院心外科主任建议小莹到北京治疗，预估手术费用在 7 万元左右。小莹父母表示经济上无力承担，主任便向他们推荐了春苗基金会，建议他们申请慈善救助。但是小莹一家从未离开过海南，也讲不好普通话，去北京对他们而言异常困难。志愿者林先生了解了小莹一家的情况后，立即帮助小莹父母筹集路费和对接春苗基金会。2013 年，小莹终于来到北京安贞医院接受治疗，当时笔者作为热线社工主要负责收集小莹一家的信息，并评估其是否符合基金会的资助条件。在第一任医务社工的帮助下，小莹顺利完成了一期双向 Glenn 术。术后小莹活泼了很多，复查情况也很好。第一次手术改善了小莹的血氧情况，缓解了发绀的症状。不过为了达到更好的效果，小莹还需要接受进一步的手术治疗。

2018 年复查时，医生确定小莹可以做二次手术了，治疗费用为 10 万～15 万元。小莹父母只筹集到 2 万～3 万元，他们第二次向春苗基金会求助。第二名医务社工接案，链接多方资源为小莹提供资金支持，同时陪伴小莹就医。在医务社工的帮助下，小莹父母顺利完成了与医生的沟通并确定小莹的二期手术方案为"全腔静脉-肺动脉吻合术（TCPC）"①。医生告知小莹父母，该手术并不能在病理上实现对小莹疾病的根治，手术目的是通过使体循环静脉血不经过右心室直接流入肺动脉，从而在生理上恢复心肺的正常血流。这一次的手术风险很大，小莹甚至有可能无法下手术台，如果预后效果不理想，还可能会产生很多并发症。因为治疗费用都是向亲戚借的，小莹父母无法承受充满不确定性且风险巨大的手术结果，最终决定放弃第二次手术，带小莹回家了。

回家后，面对朋友和亲戚的埋怨和不理解，小莹父母心理压力很大。

---

① 全腔静脉-肺动脉吻合术（TCPC）：用于治疗无法行解剖矫治的复杂先天性心脏病患者，是功能性单心室的最终矫治术。参见浮志坤，董自超，谷小卫，等．一期全腔静脉-肺动脉连接术治疗复杂先天性心脏病．中国胸心血管外科临床杂志，2013，20（2）：1007－4848。

与此同时,小莹的身体情况也越来越糟,她开始出现气喘、呼吸困难的症状,父母不忍心看到她受罪,最终决定再次带她来京治疗。2019 年 4 月,小莹父母第三次拨打了春苗基金会的求助电话,笔者接案,开启第三次服务。

二 案例简介

服务对象小莹,女,8 岁,2011 年 8 月在海南省三亚市大旦村出生,出生 7 天后就被确诊患有复杂先心。2019 年,第三任医务社工看到她时,她身材瘦小,嘴、手和脸因为缺氧而呈青紫色,呼吸困难,喘气很重;性格内向、胆怯,不敢和陌生人说话,因为生病也一直未能上学。小莹此次的手术是全腔静脉-肺动脉吻合术,该手术虽不能在病理上根治小莹的疾病,但可以在生理上恢复心肺正常血流,提升她的生活品质,延长生命。

小莹爸爸 49 岁,初中文化;小莹妈妈 54 岁,小学文化;小莹有一个姐姐,11 岁,还在上小学。一家人一直生活在农村,以务农为生,家庭年收入约为 1.26 万元,只能维持基本的生活。接案时,小莹家已经欠下 4.8 万元的外债。

小莹一家居住在三亚。除了带小莹到北京接受治疗,小莹父母从未离开过海南。因为地域原因,小莹一家的普通话带有严重的地方口音,加上很少出远门,受教育水平也比较低,他们处理问题的能力较为有限。

三 接案与预估

(一) 接案:医务社工与服务对象家庭开始建立专业合作关系

不同于其他个案,服务对象家庭在来京前就已经多次接受过春苗基金会医务社工的服务。其他个案的接案时间基本为患儿已经来京并开始就医时,但本案的社工在服务对象来京前就开始介入服务,这有助于后续的专业服务关系的建立。

医务社工通过电话告知自己将负责服务对象小莹此次的救助服务工

作，并与小莹爸爸确认小莹来京治疗的时间及小莹当前的基本情况，初步建立社会工作专业关系。

> "小莹爸爸，我是春苗社工，我姓李，之前我们见过，不知道您是否还有印象？此次小莹的服务由我负责，这是我的联系方式，也是我的微信号，您可以加我微信，方便我们沟通。我现在想了解一下您什么时候来北京和怎么来北京。"

（二）基本情况

得知小莹一家抵京后，医务社工迅速准备进行此次社工服务的初次访谈。访谈之前，医务社工先查阅了服务对象 2013 年和 2018 年的服务档案，同时在面对面访谈中进一步了解当前服务对象小莹、小莹父母，以及服务对象家庭经济情况、心理情绪状况、非正式支持网络[①]和正式支持网络等情况，这些信息都将成为医务社工完成评估的重要依据。

1. 疾病情况

服务对象小莹病情复杂且日益严重，出现呼吸困难、血氧不足、脸和手脚发紫等症状，已经开始影响服务对象的生活质量和寿命。复杂先心对小莹的生长发育产生了长期影响，她的身高体重都略低于 8 岁儿童发育标准的最小值，具体对比如表 2-6-1 所示：

表 2-6-1　8 岁儿童发育的对照表

比对人员	体重（kg）	身高（cm）
一般儿童	21.3～29.8	120.5～132.6
服务对象	20	120

资料来源：WHO. Growth reference data for 5-19 years.［2021-10-25］. https：//www. who. int/tools/growth-reference-data-for-5to19-years.

同时，服务对象小莹目前还没有上学，平时都用方言交流，表现得比较胆怯害羞。

---

① 非正式支持网络（系统）主要指家庭、朋友、同事、邻居等。参见民政部社会工作人才队伍建设领导小组. 社会工作实务（中级）. 北京：中国社会出版社，2007.

2. 家庭情况

服务对象父母年龄比较大，皆患有慢性病。小莹爸爸，49岁，初中学历，种地为生，患有腰椎间盘突出，不能从事重体力劳动；小莹妈妈，54岁，小学学历，患有Ⅱ型糖尿病和颈椎病，无法帮助爸爸种地，只能种些水果。二人关系比较亲密和谐。服务对象姐姐，11岁，身体健康，现在上小学3年级，处于需要家长照护的年龄。因父母带妹妹小莹到北京看病，她由亲属帮助看护。

3. 经济情况

服务对象家庭经济比较困难，主要收入来源是种地，年收入约为1.26万元。由于家中三人患有疾病，年支出约为1.3万元，勉强维持生活。

截至接案时，因小莹长期治病，家庭一共有外债4.8万元，其中2.8万元是为本次治疗而借。

4. 情绪状态

此次面对面访谈中，服务对象小莹比较怕生，因为有妈妈陪伴，情绪比较稳定；由于南北方的气候和饮食差异，小莹有些不适应，吃饭较少。

小莹妈妈由于经济压力和对这次手术结果的不确定，出现了焦虑和害怕等情绪。在北京的初夏，她穿着长裤长衣，但手依然是冰凉的，说话也没有力气，总是叹气。

小莹爸爸虽然看上去情绪比较稳定，但内心很紧张，具体表现为吃、睡都不好，容易着急，与小莹妈妈沟通不畅时，两人就会"拌嘴"（吵架）。

5. 社会支持

如图2-6-1中的家庭结构图所示，小莹家庭成员关系亲密，家庭的非正式支持网络主要由其父母原生家庭的兄弟姐妹构成，这些成员与小莹家庭都有着比较良好的关系。小莹的爷爷奶奶都已经去世了，小莹爸爸有兄弟姐妹三人：大伯未婚独居，并患有癌症；二伯因双脚坏死正在住院治疗，二伯母患有子宫癌；大姑家庭普通，有三个孩子需要养育，经济紧张。小莹外公80多岁了，身体状况一般；外婆也80多岁了，因中风住院并查出患有脑瘤，住院保守治疗3个月后出院，还不能行走，需要人照顾。

小莹的大姨和三个舅舅家境贫寒，还需要照顾小莹的外公和外婆，并负担他们的医药费。

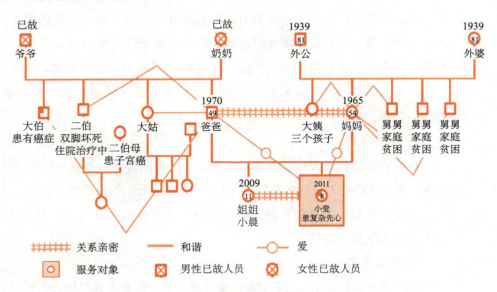

图2-6-1 服务对象家庭结构图

由此可见，小莹的非正式支持网络良好，可以提供情感支持，但经济能力比较有限，在经济上无法帮助小莹一家。

服务对象家庭一直与医务社工保持着良好的互动关系，这也使得医务社工能够成为他们社会支持的一部分。服务对象家庭跟帮助自己的志愿者和就医医院的主治医生保持着一般的互动关系，如不提出明确的支持需求，可能无法从他们处得到太多的支持。服务对象家庭和其他基金会的互动也较少，只有每次来京治疗时才会有所联系。以上这些都是服务对象在本次治疗中可能获得的社会支持关系，如何善用这些社会支持力量，获得更多的社会支持，是医务社工下一步需要考虑的。

6. 服务对象系统

服务对象小莹及其父母是此次个案服务的服务对象系统。其中，服务对象小莹已能与医务社工流畅地沟通，医务社工也会为小莹提供一些陪伴性服务；父母是促使小莹顺利完成治疗的主要媒介，他们将成为社工的另一个主要工作对象。

(三) 服务对象及其父母的需求评估

1. 服务对象入院手术治疗的需求

服务对象小莹病情较为严重，受疾病影响，发育指标低于同龄人，到了入学年龄也没能入学；所以她急需完成第二次手术，以提升心脏功能和血液循环，缓解身体的不适，促进身心发展。

2. 治疗费用和生活费用的需求

服务对象小莹此次治疗费用的预算为 15 万元，小莹父母只筹集到 5.8 万元，缺口为 9.2 万元；小莹一家三口在北京生活，每天的房租和吃饭等生活费至少需要 140 元。小莹一家的经济压力较大，需要医务社工进一步协助小莹父母链接和申请其他公益资源，同时申请春苗基金会自有的经济救助。

3. 情感支持需求

服务对象小莹比较胆小，在普通病房有妈妈陪伴，情绪状态比较平稳；但是进入手术室做手术以及术后在监护室进行治疗时，由于没有父母陪伴，可能会害怕、恐慌和不适应，需要相应的心理支持。并且小莹已经8 岁了，护士的贴身照顾可能会让她难为情。针对这些问题医务社工需要为小莹提供术前辅导。

由于治疗费用不足、手术风险高和预后效果不确定，小莹的父母压力很大，焦虑情绪严重；同时，2018 年来京时没有进行治疗就带小莹回家，也使他们感到内疚，特别是小莹妈妈的负面情绪表现比较明显。由于小莹父母的负面情绪也会传递给服务对象小莹，为了此次治疗的顺利进行，医务社工需要为小莹父母提供情绪支持。

4. 环境适应的需求

服务对象小莹和父母因长期居住在海南农村，来北京后，对城市生活、北方气候和饮食都有一些不适应，他们需要一个适应过程。

志愿者林先生为小莹一家三口从三亚乘坐飞机飞到天津提供了经济支持，但是因为小莹一家很少出门，不知道怎么从天津到北京，也不会使用互联网查询，需要医务社工进行指导。医务社工需要协助小莹父母提升环境适应能力，更好地度过在京治疗期间的生活。

5. 社会支持的需求

服务对象小莹非正式支持网络成员（亲人）所在的大家庭与小莹的核心家庭有较好的关系，但是因此前在为小莹治疗的问题上，小莹父母曾经退缩过，所以这些亲人对小莹父母有指责和埋怨。服务对象父母对此感到有较大压力，需要医务社工进行正向引导，帮助他们正确看待亲人的"指责"。

同时，服务对象家庭需要激活原有的社会支持网络，同时拓展新的正式支持网络。小莹一家在2013年和2018年曾两次来京治疗，当时已经建立了一些社会支持网络，但这些社会支持网络在这次来京治疗期间只是部分被激活，服务对象家庭应该学会如何更好地去激活尽可能多的社会支持网络，获得尽可能多的社会支持，从而完成本次治疗。但是因为讲不好普通话、不善于交流和怕"麻烦人"等特点，服务对象父母需在医务社工的鼓励和支持下，重新链接在此前的治疗中发掘的资源，并获得更多的资源。

四　理论与实务模式应用

个案管理是一种专业社会工作者工作的模式和方法，是介于社会工作直接服务与间接服务之间的一种整合性服务方法。具体而言，个案管理是指由社会工作者全面评估服务对象及其家庭的需求，适当地安排、协调、监督、评估及倡导多元的服务，以满足服务对象多层次且复杂的需求。

因为涉及多家机构的多种资源的链接和多种服务的引入，医务社工决定采用个案管理模式来指导自己的具体工作。采用个案管理模式时，医务社工需注重服务对象面临的多重问题，不仅要对服务对象的生理和心理状况进行干预，也要运用社区资源满足服务对象的需求。

个案管理的实务原则包括以下内容：服务的整合、照顾的持续性、获取服务的平等性和权益的倡导、优质的照顾、全人观点、服务对象的充权与自决，以及评估。^① 在本案中，医务社工主要使用了服务的整合、全人观点、服务对象的充权与自决这 3 个原则。

（1）服务的整合。个案管理必须协助服务对象，将其个人需求与个人的非正式和社区的资源联结起来（Frankel & Gelman，1998）。社工必须链接和整合不同部门、机构或专业，使他们彼此协力合作，以减少服务的零散，并能够按照所服务案主的一系列所需提供相匹配的服务。^②

在医务社工了解服务对象及其家庭的多重状况后，评估得出服务对象小莹的多重需求，为她制订整合性的服务计划。同时，医务社工整理出春苗作为一个慈善机构可以提供的服务，包括经济救助、信息支持、情绪支持、儿童陪伴等，为他们制定出整合性的服务方案并实施。

（2）全人观点。服务对象所面对的问题表面上是由某单一面向引发，但实质上可能是多重问题交织的结果。社会工作者在评估和进行服务设计时，要从服务对象的生理、心理、社会、灵性等多方面进行考量。^③ 这一点在本案的评估和服务计划设计中就有所体现，医务社工用全人观点看待服务对象系统，评估其多重需求，而不只是囿于治疗费用不足；需要看到服务对象小莹及其父母的多重需求，如生理、心理、社会支持、应对和适应能力等。

（3）服务对象的充权与自决。充权，又称赋能，从字面上看，就是指变得更有权力，即使人们参与影响其生活的选择，并给予他们较大的控制权。在实操层面，对赋权理念的运用体现为将服务对象家庭纳入服务计划制订和实施的过程中，帮助服务对象家庭在服务如何被组织的问题上享有更大的发言权，从而帮助其增强对自身生活的控制力。^④ 医务社工在本案服务过程中，需要注重对服务对象小莹的父母赋能，鼓励和支持他们更好地运用社会支持网络，并协助他们链接新的资源，更要注意让他们发出自己的声音，而非只是听从医务社工的服务安排，集合多方力量支持小莹完成本次治疗。

---

①②③④　黄源协，陈伶珠，童伊迪．个案管理与照顾管理．台北：双叶书廊有限公司，2017：21.

五 服务计划

(一) 服务目标

1. 总目标

根据服务对象小莹及家长的需求，运用个案管理模式协助小莹及父母找到资源，以应对就医过程中的多种需求，最后顺利完成治疗。

2. 具体目标

（1）帮助服务对象家庭顺利到达北京，获取住宿和就医等相关信息支持。

（2）评估小莹的治疗和生活费用缺口，协助服务对象家庭找到资金资源。

（3）缓解小莹及其父母对医疗手术的焦虑与恐惧，顺利完成全腔静脉-肺动脉吻合术。

（4）赋能服务对象父母，使他们获得医生、原房东、志愿者和其他熟人等支持网络的支持，获得更多的社会资源，同时更好地应对就医过程中的种种挑战。

（5）全程陪伴小莹及其父母，使他们获得更好的医疗体验，更好地适应医疗环境。

(二) 服务计划

依据个案管理模式，医务社工将服务过程划分为五个阶段，具体服务计划如下。

第一阶段，医务社工与服务对象小莹及其家庭建立良好的专业关系，进一步评估小莹及其父母的需求和能力，确定服务范围和深度。

第二阶段，赋能小莹父母，有针对性地进行个别化干预，协助小莹父母获得住宿、就医和生活支持，让他们尽快适应医疗环境，增强他们的就医信心，提升他们的就医感受。

第三阶段，医务社工多方链接资源，支持小莹父母申请更多基金会的救助，帮助他们筹集足够的医疗和生活费用，以保证小莹及时获得医疗干预。

第四阶段，深度陪伴。为小莹提供手术前的辅导；为小莹父母提供手术前的辅导，以及手术中和手术后的陪伴；同时做好紧急支持的准备，与他们一起度过治疗中最为煎熬的阶段。

第五阶段，小莹出院前的陪伴。医务社工与小莹及父母一同回顾治疗过程，增强他们的自信；评估小莹父母出院手续的办理能力及出院后康复过程中所需要的支持。

六　服务过程

从 2019 年 5 月接案至 7 月结案，医务社工为服务对象小莹及其父母提供了历时 60 天的全程个案管理服务。医务社工与小莹及其父母建立了良好的专业关系，在情绪支持、资金援助、资源链接和父母赋能等方面，为他们提供个别化介入，并在每个重要节点陪伴小莹及其父母。医务社工按照小莹的治疗节点提供相应的支持，具体如图 2-6-2 所示。

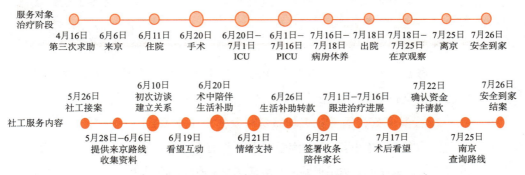

图 2-6-2　服务对象治疗阶段及医务社工服务内容时间轴

（一）第一阶段：建立良好专业关系，进一步评估需求及能力

1. 找准需求、提供服务，医务社工与服务对象父母建立良好专业关系

（1）全程支持陪伴，让服务对象父母感觉更加踏实。

在初筛时，医务社工了解了服务对象小莹和父母的来京时间和行程安排，并询问他们是否能够解决路费问题，同时评估小莹父母在来京问题上是否还有其他困难。小莹父母告诉医务社工，此次来京治疗，志愿者林先生筹集资金为他们购买了飞机票，机票是从三亚到天津的，但他们不知道如何从天津到北京，需要医务社工协助查询乘车路线。医务社工查询并把路线发给小莹爸爸，并在途中与他们反复确认是否乘坐了正确的车次，直到小莹一家到达北京的住宿地点。小莹爸爸后来反馈，他们本来还很迷茫、担心，医务社工的电话让他们感到很踏实、安心。

（2）协助服务对象父母做出治疗决定。

在一年前来京治疗时，面对手术的高风险和治疗结果的不确定，小莹父母退缩了。因此，在小莹住院后，医务社工在向小莹父母澄清了社会工作者的工作流程后，再次与他们确认是否下定决心给小莹进行手术治疗。小莹父母都表示这次一定会给孩子做手术。

> 小莹妈妈说："回家后，亲戚埋怨我们，已经到了北京，钱也筹到了，为什么不给孩子做治疗。"
>
> 小莹妈妈说："我们看小莹的情况越来越不好，就联系了范主任，范主任告诉我们孩子可以手术，随时可以来京。所以我们准备了些钱就带孩子来了。"

医务社工看到了小莹父母的决心，肯定了他们对孩子的爱，也表示一定会全力支持他们给小莹治疗。

2. 投其所好，医务社工与服务对象初步建立关系

因为服务对象小莹一直生活在农村，没有上过学，所以医务社工在评估她的喜好后，选择了一本贴近她原有生活场景又有趣的立体书——《揭秘农场》。

第一次见面时，医务社工把这本书带给了服务对象。

> 医务社工说："小莹你好，我今天特意给你带了本书，你看看喜不喜欢？"

医务社工试着与小莹互动，但是她一直躲在妈妈身后，所以妈妈接过书拿给了她。在小莹看书的时候，医务社工通过演示如何"看"这本立体书，增加与她的互动，但是她只是看看书，再看看医务社工，几乎不回应

医务社工。通过观察，医务社工评估小莹的性格有些内向、慢热，需要给她接受医务社工的时间。

虽然小莹未能与医务社工直接互动，只是时不时看看医务社工，但在一定程度上达到了医务社工和小莹建立初步关系的目的：认识彼此。

3. 面对面访谈：建立深度信任关系，进一步评估需求和能力

医务社工运用春苗初访评估表格，对服务对象小莹当前基本情况、疾病影响程度、过往医疗及家庭经济负担、服务对象家庭能力与需求和服务对象父母照护技能及需求等做了整体化、系统性的评估。医务社工理清了服务对象系统最主要的需求（如治疗费用需求、情绪支持需求、资源对接需求等），评估了小莹父母的能力及可获得的资源。在医务社工的协助下，小莹父母对这次就医困难有了预期，也了解了一些潜在问题的解决办法，这增强了他们的就医信心。同时，他们也感受到了医务社工的专业能力，更加信任医务社工。医务社工在这一阶段制订初步服务计划，一直以提供多元整合的服务内容作为服务的主线，不是根据自己所擅长的或者机构的能力和资源，而是根据服务目标来制定服务边界，看到家庭所需要的多种服务需求，如果医务社工有专业能力提供服务就自行提供服务，如无则链接团队内的专业资源和机构内外的专业服务资源去提供相应的服务。同时，毋庸置疑，帮助服务对象家庭链接和使用社会资源，也是医务社工需要花费大量力气的地方。

（二）第二阶段：赋能服务对象父母，助力服务对象一家适应环境

1. 引导服务对象父母让服务对象姐姐远程鼓励陪伴服务对象

服务对象小莹的姐姐是服务对象最好的小伙伴，但是因姐姐在海南，没有办法实地陪伴小莹。所以医务社工向服务对象父母提出建议，让小莹姐姐和小莹视频通话、聊天，让小莹通过和姐姐聊天缓解在陌生地方治疗的不适感，增加她治疗的信心和平安回家见亲人的期待。

2. 引导服务对象父母重新看待亲人的指责

服务对象小莹所在的大家庭中的亲人，虽然都不富裕，但是彼此之间关系紧密，他们本来是服务对象一家很好的精神支持者。但是在2018年小莹来北京治疗时，小莹父母中途放弃治疗，因此亲人们一直在指责小莹父

母，这也让小莹父母感到很内疚。医务社工共情小莹父母被指责的感受，肯定小莹父母处理与亲人之间关系的能力，也引导小莹父母重新看待他们的指责——这实际上是亲人们对小莹的关爱和怜惜。医务社工向小莹父母提出建议，在这次就医过程中如果感到心里难受，可以跟亲人们取得联系，说说话，这样可能会感觉舒服一点。

3. 通过激活旧有的支持网络，服务对象父母在北京这个陌生环境中暂时安顿了下来

服务对象小莹在 2013 年来北京手术时，曾获得了当时的房东和主治医生的支持。在小莹与父母来京之前，医务社工询问小莹一家人的住宿与就医准备情况时，小莹爸爸表示已经都联系好了。住宿和就医问题的解决为这次治疗减少了很多后顾之忧。同时，小莹爸爸也从熟人那里获得采购生活用品的信息支持。

在这一过程中，多类型、满足多元需求逐渐被满足，但是医务社工会更倾向于赋能整个服务对象家庭去使用家庭内部和已有社会网络的资源以及家庭已有的应对能力，防止服务对象家庭出现过度依赖的情况。

(三) 第三阶段：多方链接资源，支持服务对象及时获得治疗

1. 为服务对象申请春苗基金会的救助，支持服务对象治疗

在与服务对象小莹的主管医生沟通后，医务社工确认本次手术预算为15万元。根据最终预算和小莹父母的筹款情况，医务社工评估小莹此次治疗费用缺口为 9.2 万元，并帮助小莹父母申请了 3 万元的春苗救助金，为手术提供一定的经济支持。

2. 链接其他公益资源，支持服务对象的手术费用

在评估完服务对象小莹的治疗费用后，医务社工发现缺口仍然比较大，随即协助小莹父母链接其他两个基金会的救助资源，并与小莹父母沟通，跟进他们的资金申请进展。最后，在春苗以及其他慈善机构的联合救助下，小莹获得了足够的治疗费用支持，及时获得医疗干预。

3. 及时跟进，申请保底资金和生活补贴

医务社工始终与服务对象小莹家庭保持着联系，在了解到小莹的治疗费用可能会超出 15 万元的预算时，及时向春苗基金会进行反馈。基金会同

意将项目线上募捐所得的 4.8 万元余款作为小莹的手术保底备用金。虽然这笔资金后来没有用上，但是在当时给了小莹父母非常大的心理支持。在看到小莹父母因为生活费不足每日省吃俭用后，医务社工为小莹家庭申请了生活补贴，缓解了他们在京的生活压力。

　　在这一阶段，链接社会救助资源，协助服务对象家庭恰当使用多种社会救助资源来解决就医期间的治疗费用不足和生活费用缺乏问题，成为医疗社工主要的社会工作服务内容。在这时，医务社工会仔细反思自己与服务对象家庭的关系，提醒自己是协助者和合作者，而非主导方，如在申请其他社会资源时，一定以经过仔细协商后的服务对象家庭决策为工作服务的方向。

（四）第四阶段：深度支持，陪伴服务对象家庭度过最艰难的时段

1. 术前准备：绘画互动，支持服务对象做好术前心理准备

　　手术前，医务社工再次来到医院病房看望服务对象小莹。当医务社工拿出带来的画笔和图画本时，小莹很主动地接了过去，并开始在病床上画了起来。医务社工从小莹的表现中能感受到，她很喜欢这份礼物。

> 医务社工问道："小莹，你画的是谁呀？"
>
> 小莹没有回应。
>
> 小莹妈妈说："告诉姐姐，你画的是谁呀？"
>
> 小莹指着画说了些什么，因为声音很小，医务社工没有听清楚。
>
> 小莹妈妈帮助她做了解释："这是你，这是第一个姐姐，这是第二个姐姐。"
>
> 医务社工指着其中一个小人问道："这个是我吗？你可以把画送给我吗？"
>
> 小莹说："嗯。"

　　小莹依旧腼腆，但能看出医务社工在她心中的形象和位置是"姐姐"，医务社工感受到了她对自己的接纳。虽然互动还比较有限，但是医务社工感到自己已经得到了小莹的认可。医务社工借助绘画，将小莹要

做手术，以及要与妈妈分离一段时间的情况告诉了小莹。同时，医务社工也告诉小莹，医务社工会和她的爸爸妈妈一起等待她康复，到时再和她一起画画。

2. 术中支持：陪伴服务对象父母度过难熬的手术等待时刻

服务对象小莹此次手术时长预计为 8 个小时，根据医务社工以往的服务经验，这是所有陪伴孩子做手术的父母最艰难的时刻之一。医务社工评估小莹妈妈的情绪状态可能无法支撑到第二天的手术结束，便主动询问小莹妈妈当前的感受。

> 医务社工问："小莹妈妈，你看上去很紧张，明天手术时需要我来陪你吗？"
>
> 服务对象妈妈："你要是能来陪我就真的太好了，我真的很害怕，真的麻烦你了。"

第二天中午，医务社工如约来到医院。医务社工看到小莹已经进入了手术室，小莹父母不安地守在手术室门口。

> 医务社工问："小莹爸爸妈妈，你们吃午饭了吗？"
>
> 小莹妈妈："没胃口，不想吃。"

小莹爸爸也表示吃不下饭。医务社工察觉他们今天精神极度紧张，很少开口说话。医务社工感觉到在这种环境下，小莹父母情绪压力过大。为了转移他们的注意力，医务社工拿出补助款项申请表请小莹爸爸填写，并在旁边指导，让他有事情做。医务社工也试图劝小莹妈妈吃些东西，她还是表示不想吃。医务社工找话题跟他们闲聊，比如其他基金会的申请情况、小莹姐姐的学习情况等，但小莹父母的回答都很简单，大多时候都是在无言等待。等待中，小莹爸爸实在支撑不住，趴下休息了一会儿，小莹妈妈也闭目休息了一会儿，但一脸疲惫，医务社工一直静静地陪着他们。

> 医务社工："小莹妈妈，咱们换个环境，我陪您去外面走廊走走吧！"
>
> 这是医务社工第一次提出让小莹妈妈出去缓解心情。
>
> "不了"，小莹妈妈简单地回答。

医务社工陪伴他们度过了近2个小时后，最终还是决定邀请小莹妈妈转换环境，再次提出陪她在走廊里走走。她同意了，但不敢走远，大约5分钟后就回到了等待室。时间一秒一秒地过去，医务社工再次试着跟小莹父母闲聊，打破紧张的氛围。

> 医务社工问："在北京这段时间还习惯吗？"
>
> 小莹妈妈："不习惯，蔬菜不新鲜，水果也不好吃，不如我们那边。"
>
> 医务社工回应："确实，我去过海南，那边的杧果很好吃，空气也很好，不像北京那么干燥。"
>
> 小莹妈妈说："好吃的东西很多，我们都是自己种的，像是波罗蜜、香蕉……"

小莹妈妈很详细地为医务社工介绍海南特色，从水果到海鲜，再到海南不同的方言，精神和情绪显然比刚才好多了。小莹妈妈的话匣子打开后，时间在闲聊中过得很快。小莹爸爸被带动着一起聊了起来，还很热情地邀请医务社工去海南玩，到时他们可以带医务社工吃海鲜。这是小莹父母擅长的话题，他们开始向医务社工分享海南的风土人情，在这一过程中，医务社工感觉小莹父母轻松起来。

3. 术后支持：沟通手术信息，点亮希望

手术后，服务对象小莹父母不知道如何与医生沟通，医务社工协助他们与医生沟通，了解小莹的手术情况。小莹父母了解到此次手术进展顺利，孩子已经到了重症监护室，这让他们松了一口气。医务社工也试着鼓

励小莹父母。

> 医务社工："如果想了解小莹的情况，可以和医生、护士交流。如果医生没有打电话，就是好消息，说明孩子恢复正常。这段时间，你们也太累了，可以休息休息。"

虽然手术结束了，但还是见不到孩子，小莹父母很难放下心来。医务社工想起服务对象父母曾表达过想见一见 2013 年为他们提供过服务的医务社工。医务社工觉得可以与这位医务社工一起，在情感上给予小莹父母一定的支持。

> 医务社工："等小莹转到普通病房，我邀请安琪（小莹一家第二次来京时提供过服务的医务社工）一起来看望你们。"

服务对象父母觉得医务社工惦记着他们的事情，也为能见到老朋友而感到高兴。

（五）出院前陪伴：欢声笑语，增加服务对象及其父母的医疗愉悦体验

1. 两个医务社工"姐姐"和小猪佩奇玩偶让服务对象露出开心的笑容

在手术 27 天之后，服务对象小莹转到普通病房。医务社工根据小莹的期待，准备了她最喜爱的小猪佩奇玩偶，还邀请了上一任医务社工"姐姐"一起到医院看望她。虽然小莹看到两个医务社工姐姐时表现得很安静，但当医务社工将玩偶小猪佩奇送到她手里时，她一直抱着没有撒手，也很自然地与医务社工合影，不再那么害羞和腼腆了，还第一次露出了笑容。医务社工也借机夸奖小莹的勇敢，对她独自一个人在重症监护病房生活了 27 天表示肯定。

2. 聊过去，聊现在，聊未来：欢声笑语中回顾治疗过程

服务对象小莹父母见到医务社工，都眉开眼笑，有因小莹恢复良好而产生的喜悦，也有见到上一任医务社工的开心。小莹父母聊到 2013 年回家之后，小莹变化很大；也聊到上次为什么没有治疗就带小莹回家，聊到这

里，小莹父母有点不好意思。医务社工运用同理的手法对他们当时的状况进行肯定："相信那是你们当时迫不得已的选择，如果有足够的资金，对孩子手术有足够信心，你们一定会留下来继续治疗。"小莹父母听后，释然了一些。

同时，众人聊到这次手术及小莹父母的压力、焦虑和恐惧，也聊到这次回去之后他们准备让小莹上学的事情，还邀请医务社工们一定要到他们家做客。闲谈中，负责此次服务的医务社工使用上一任医务社工分享的技巧，谈及小莹及其父母在此次治疗中的表现，肯定和鼓励小莹及其父母，也带着他们一起回顾治疗过程。

医务社工也试着问小莹父亲是否了解如何办理出院，以及如何从北京到天津，小莹爸爸表示都已经知道了。

在这一阶段，因为孩子的病情较为严重，小莹父母和小莹一直对手术有着一定的恐惧，为了尽量减少手术对小莹的心理和未来康复的影响以及小莹父母的负面影响，医务社工特意在术前为小莹提供了术前辅导，帮助她了解所面临的情况，为手术做一定的心理准备，也为她在重症监护病房中需要与父母分离一段时间做了说明；同时，医务社工在术中特意去陪伴小莹父母，防止他们因对治疗后果过度担忧而情绪过于紧张，同时让身在他乡的小莹父母感到有所支持；术后，医务社工联合了上一任负责服务的医务社工，为这个家庭提供了术后拜访，关注到了他们术后的需求。服务对象的需求在整个服务过程中会一直发生变化，对于这样的变化，医务社工会努力做到敏感地感知，并及时修改工作计划，从而做到自如应对。

七 结案与评估

（一）评估及结案

（1）经医生检查后，服务对象小莹的情况达到出院的要求，可以办理出院。

（2）小莹的治疗费用充足，可以顺利办理出院，小莹父母的经济压力减少。

（3）小莹的手术和康复达到预期，父母的内疚和焦虑情绪都得到了缓解。离开北京之前，小莹及其父母都比较愉悦。

（4）服务对象家庭已经在资助下买到从天津返回三亚的机票，平安回家。

通过对服务目标和服务对象小莹及其父母的状态的评估，医务社工认为此阶段的服务目标已经达成，小莹及其父母已经平稳渡过治疗阶段，可以回归正常生活，给予结案。

（二）回访与跟踪服务

一个月后，服务对象小莹来北京复查，一家三口特意来春苗基金会办公室表达谢意。医务社工也借此机会了解到小莹术后一个月的生活及复查情况：这一个月小莹恢复得很好，已经基本康复了。医务社工观察到，虽然小莹还是话很少、比较腼腆，但是她父母脸上都有抑制不住的笑意。医务社工询问他们这次来京有什么困难时，小莹父母表示已经知道怎么坐高铁从天津到北京，到了北京虽然不认路，但可以打车。医务社工肯定了他们解决问题的能力。

八 专业反思

（一）理论与实践模式反思

本案例中，医务社工借鉴了个案管理的服务模式，针对服务对象小莹与其家庭的多元需求提供综合性的服务，目的在于协调多方资源，回应小莹与其家庭的需求。这一服务模式帮助服务对象获得了医院医生、原房东、志愿者和多家基金会的支持，解决了治疗中遇到的问题，顺利完成本次治疗。服务结束后，服务对象及其父母对这次接受的治疗和社会工作服务也都比较满意。

在第一阶段中，医务社工的主要任务是与服务对象及其家庭建立良好的专业关系。医务社工运用沟通会谈的方式，倾听、共情和接纳小莹父母，与之建立稳固、信任的服务关系。

在第二阶段中，医务社工的主要任务是赋能小莹父母。在这个阶段，医务社工主要运用了提示、鼓励和肯定的方式，支持小莹父母尝试联结和利用已有的资源，最终他们获得了住宿、就医等方面的支持。

在第三阶段中，医务社工的主要任务是评估资金缺口，申请春苗基金会自有的救助资金，并链接和协调其他救助资源，支持小莹及时进行治疗。同时，医务社工还帮助小莹家庭申请到了生活补贴。在现有资金可能无法满足治疗需求时，医务社工再次沟通协调，为小莹争取到了一笔备用金。

在第四阶段中，医务社工的主要任务是在手术前、中、后期陪伴服务对象小莹及其父母。根据小莹及其父母在三个阶段的不同心理特点，社会工作者采用了个别化的支持方式，例如用游戏互动的技巧为小莹进行术前辅导；用转移注意力、熟悉话题分享和关注等方式陪伴手术等待期的服务对象父母；帮助服务对象父母与医生沟通，获得手术信息。

在第五阶段中，医务社工通过回顾治疗过程，帮助小莹及其父母找到复原的力量。医务社工邀请小莹及其父母，以及第一任服务他们的医务社工一起回顾治疗过程，让小莹和她的父母看到自身的力量，并期望借此激发小莹家庭对抗困境的能力。

通过本案例，医务社工意识到，虽然在服务中全程使用了个案管理的服务模式，但是自己却没有直接与其他机构的工作人员进行沟通协调。医务社工认为，如果不同机构、不同专业特点的工作人员与小莹父母可以组成一个团队，或许这种团队服务的方式能够带来更好的服务效果。例如医务社工如果可以与海南当地的志愿者建立更深入的联系，就可以更好地了解小莹一家在海南的生活情况，也能在小莹回到海南后提供一些后续的帮助。

医务社工认为，协调跨机构合作是个案管理中的一个难点。各个机构的工作性质、工作流程、工作要求和对接人员能力均有差异，这对医务社工的协调沟通能力提出了更高的要求。在服务过程中，医务社工仅掌握本专业领域内的知识是不够的，也要对同领域的相关机构有一定的了解，这样才能更好地协调跨机构合作，为服务对象提供更好的专业服务。

（二）实务反思

1. 医务社工的自我照顾

本案中，医务社工时刻关注服务对象一家的情绪变化，尤其是在服务对象进行手术的 8 个多小时中，医务社工一直陪伴着服务对象父母，这也使医务社工产生了很大的自我消耗，结束陪伴时感到浑身无力。医务社工需要与服务对象保持清晰界限，注意休息，进行自我减压，只有自己达到身心平衡，才能更有效地为服务对象及其父母提供服务。

2. 避免服务对象系统的过度依赖情绪

引导服务对象系统之间相互支持，可以有效预防服务对象系统对医务社工的过度依赖。医务社工从有利于服务对象治疗和恢复的角度出发，十分关心服务对象妈妈的情绪和身体状况。虽然在服务对象手术及住院恢复期间，服务对象妈妈对医务社工有些依赖，但因为服务对象父母关系融洽、可以相互扶持，医务社工也在有意地引导他们相互支持和照顾，所以并没有产生过度依赖的情况。

3. 多元服务对困境家庭的重症儿童具有重要意义

本案例是典型的农村困难家庭的求医之路，无医疗资源和资金、家庭支持网络薄弱、父母能力不足等因素造成的社会资源匮乏，严重影响了他们的求医之路。自2013年以来，因为有医生转介、志愿者支持、春苗基金会医务社工提供的三次服务等，服务对象小莹获得了两次手术机会，从而过上了相对健康的生活。贫困家庭重症儿童需要社会、社区、政府等多个群体共同合作，提供多元的服务。因为有了这样的多元全人服务，患儿家庭的多种需求才能被重视和得到满足。希望更多的同仁在服务弱势人群时，不要只看到自身和所在机构能够为这个个案做些什么，很多时候更应该再走出去一点点，用个案管理的服务模式指导自己链接所需的资源和服务，尽可能为所负责的服务对象提供符合服务目标的服务。

参考文献

1. 伍德赛德，麦克拉姆. 社会工作个案管理：社会服务传输方法（第四版）. 隋玉杰，等译. 北京：中国人民大学出版社，2014.

2. 民政部社会工作人才队伍建设领导小组. 社会工作实务（中级）. 北京：中国社会出版社，2007.

3. 黄源协，陈伶珠，童伊迪. 个案管理与照顾管理. 台北：双叶书廊有限公司，2017.

附录一
《社会工作者职业道德指引》

2012 年 12 月 28 日，民政部发布《社会工作者职业道德指引》，本指引旨在推动社会工作职业道德建设，引导社会工作者积极践行专业价值观念、规范专业服务行为、履行专业服务职责。

第一章 总 则

第一条 为加强社会工作者职业道德建设，保证社会工作者正确履行专业社会工作服务职责，根据国家有关规定，制定本指引。

第二条 本指引所指的社会工作者是指通过全国社会工作者职业水平评价，提供专业社会工作服务的人员。

第三条 社会工作者应热爱祖国、热爱人民、拥护中国共产党领导，遵守宪法和法律法规，贯彻落实党和国家有关方针政策。

第四条 社会工作者应践行社会主义核心价值观，遵循以人为本、助人自助专业理念，热爱本职工作，以高度的责任心，正确处理与服务对象、同事、机构、专业及社会的关系。

第二章 尊重服务对象 全心全意服务

第五条 社会工作者应以服务对象的正当需求为出发点，全心全意为服务对象提供专业服务，最大程度地维护服务对象的合法权益。

第六条 社会工作者应平等对待和接纳服务对象，不因民族、种族、性别、户籍、职业、宗教信仰、社会地位、教育程度、身体状况、财产状况、居住期限等因素而区别对待。

第七条 社会工作者应尊重服务对象知情权，确保服务对象在接受服务过程中，了解自身和机构的权利、责任和义务，以及获得服务的情况和可能由此产生的结果。

第八条　社会工作者应在不违反法律、不妨碍他人正当权益的前提下，保护服务对象的隐私，对在服务过程中获取的信息资料予以保密。

第九条　社会工作者应培养服务对象自我决定的能力，尊重和保障服务对象对与自身利益相关的决定进行表达和选择的权利。

第十条　社会工作者不得利用与服务对象的专业关系，谋取私人利益或其他不当利益，损害服务对象的合法权益。

第三章　信任支持同事 促进共同成长

第十一条　社会工作者应与同事建立平等互信的工作关系。

第十二条　社会工作者应主动与同事分享知识、经验、技能，互相促进，共同成长。有责任在必要时协助同事为服务对象提供服务，接受转介的工作。

第十三条　社会工作者应尊重其他社会工作者、专业人士和志愿者不同的意见及工作方法。任何建议、批评及冲突都应以负责任、建设性的态度沟通和解决。

第十四条　社会工作者应相互督促支持，对同事违反专业要求的言行予以提醒，对同事受到与事实不符的投诉予以澄清。

第四章　践行专业使命 促进机构发展

第十五条　社会工作者应认同机构使命和发展目标，遵守机构规章制度，按照机构赋予的职责开展专业服务。

第十六条　社会工作者应积极维护机构的形象和声誉，在发表公开言论或进行公开活动时，应表明自己代表的是个人还是机构。

第十七条　社会工作者应致力于推动机构遵循社会工作专业使命和价值观，促进机构成长、参与机构管理，增强服务能力、提高服务质量。

第五章　提升专业能力 维护专业形象

第十八条　社会工作者在提供专业服务时，应诚实、守信、尽责，积极维护专业形象。

社会工作者应在自身专业能力和服务范围内提供服务。

第十九条　社会工作者应不断内化和践行专业理念，持续充实专业知识和技能，提升专业能力，促进专业功能的发挥和专业地位的提升。

第二十条　社会工作者应继承中华民族优良传统，借鉴国际社会工作发展优秀成果，总结中国社会工作经验，推动中国特色社会工作发展。

第六章　勇担社会责任 增进社会福祉

第二十一条　社会工作者应运用专业视角，发挥专业特长，参与相关政策法规的制定和完善，维护社会公平正义，增进社会福祉。

第二十二条　社会工作者应正确鼓励、引导社会大众参与社会公共事务，推动社会建设。

第二十三条　社会工作者应推广专业服务，促进社会资源合理分配，使社会服务惠及社会大众。

第七章　附　则

第二十四条　本指引自发布之日起施行。

附录二

复杂先心救助机构一览表（2018 年）

复杂先心救助机构一览表

信息整理时间：2017 年 7 月 21 日

机构名称	合作医院	年龄要求	病种要求	资助额度（元）	同一患儿救助次数	申请方式	审批时长	付款结账方式	发票处理	特别注意事项
北京春苗慈善基金会	阜外、安贞、华信、八一儿童医院、北京儿童医院	0～1 周岁	不限	项目款≤5 万，可额外叠加网络募款	多次	求助热线：400－668－6518 转 1	7 个工作日之内	后付费（详见资金申请和拨付文件）	不分割、不需要原件（家长自付低于 20%，需收回发票原件）	无
深圳市慈缘慈善基金会	北京同春苗，外地医院见官网备注	0～18 周岁（可浮动）	不限	≤2 万，可额外叠加其他筹款	多次	求助热线：400－005－4700	约 1 周	出院之前结算，或出院后付款	不分割、不需要原件	北京患儿求助到春苗，可转介给慈缘
搜狐焦点公益基金	阜外、安贞、华信、北京儿童医院、空军总医院，外地医院见官网备注	0～18 周岁	无（可资助安装永久性心脏起搏器）	≤5 万，网络募款不可叠加	多次	阜外：短信求助，发送"患儿姓名、年龄、病区，联系方式"至 15210116445；安贞：需要医生推荐	不一定	阜外月结账，安贞出院可结，其他不详	阜外：资助费用超过总费用的 80%，要收回发票原件；安贞：需要发票割发票	无

续前表

机构名称	合作医院	年龄要求	病种要求	资助额度（元）	同一患儿救助次数	申请方式	审批时长	付款结账方式	发票处理	特别注意事项
北京彩虹桥慈善基金会	阜外、安贞、华信、同仁，外地医院备注见官网	0~16周岁	不限（倾向低风险患儿）	2万~4万	多次	求助热线：010-53303109	7个工作日	后付费（阜外除外）	阜外不分割，不需要原件；其他医院一般需要分割发票	贫困证明需要三级公章（村/社区，乡镇/街道，县）
香港海星儿童基金会	阜外、安贞、上海儿童医学中心	0~16周岁	不限	1万~3万	多次	将申请资料发送至官方邮件申请	7~10天，每周一审批	出院结算	不分割，不需要原件	工作人员均为志愿者，不能保证随时工作
爱佑慈善基金会	阜外、安贞、华信，其他详见官网	0~14周岁	可根治（不资助心脏起搏器安装，全腔，换瓣）	3万~4万	一次	通过医院申请	3个工作日	后付费定期结算	需要分割发票	仅资助根治手术
如新中华儿童心脏病基金	阜外	0~18周岁	不限	2万内	一次	通过医院申请，可术后申请	不确定	后付费结算	不分割，需要原件	术后死亡不资助
国家能源集团"爱心行动"项目	阜外、安贞、华信	0~18周岁	2个病种合并及以上	3万内	一次	通过医院申请，可术后申请	不确定	后付费定期结算	不分割，需要原件	术后死亡不资助，无法透支
慈福行动	八一、安贞	—	不限（看重预后效果）	2万左右	不确定	求助热线：010-6469296	不确定	出院结算	需要分割发票	春苗推荐申请能够提供基础资料，慈福审批会更快

附录三
早产儿救助机构一览表（2018年）

早产儿救助机构一览表

信息整理时间：2017年7月3日

机构名称	合作地区/医院	孕周要求	病种要求	资助额度(元)	同一患儿救助次数	申请方式	联系方式	备注
北京春苗慈善基金会	全国地区	37周以下	早产儿	不确定	不限	自主求助	400-668-6518	—
北京仁爱慈善基金会	北京、石家庄、廊坊、天津、上海、广州、深圳、洛阳、郑州、登封、青岛、南昌、大同	早产儿	高危	≤2万	暂未确定	春苗协助提交申请（有模板）	对接人：王琳 010-6248901	—
深圳市崇上慈善基金会（原龙飞儿童救助协会）	面向全国	≤37周	早产儿	1万~3万	不限	春苗协助提交申请（春苗附件材料）	0755-23739052	—
9958儿童紧急救助中心	专项基金：北京大学第一医院 上海复旦 上海市儿童医院 重庆儿童医院 昆明市儿童医院 其他：平台募款	≤37周	早产儿	不确定	不限	—	400-006-9958	—

续前表

机构名称	合作地区/医院	孕周要求	病种要求	资助额度（元）	同一患儿救助次数	申请方式	联系方式	备注
北京天使妈妈慈善基金会	面向全国	无具体限制	早产儿	不确定	不限	自主求助	400-062-1885	—
广佛贫困重症早产儿救助计划-南海慈善基金会	佛山市妇幼保健院和南海区妇幼保健院出生	≤37周	早产儿	不确定	暂未确定	院内社工评估协助申请	0757-86288183	—
碧心基金	中山大学附属医院	≤37周	早产儿	≤2万	暂未确定	院内合作	020-83307522	专项基金
深圳市德义慈善基金会	面向全国	无具体限制	早产儿	不确定	不限	自主求助填写：http://lxi.me/hie8k	0755-66803031	病种不限、重大疾病、导致家庭贫困，均可申请、集募用时，在网上募集费用，所有平台均可打开募集
广东省长江公益基金会	广东省30所妇幼、综合医院	37周以下	早产儿	1万	—	合作医院申请	—	—

附录四
春苗经济援助服务流程详解

一 经济援助服务流程详解

（一）接听热线电话

电话响起，需要先判定来电者的需求，进而判断应当如何进行处理。如附图1所示，若符合"救助相关"的，则先关注患儿的病种问题，符合相

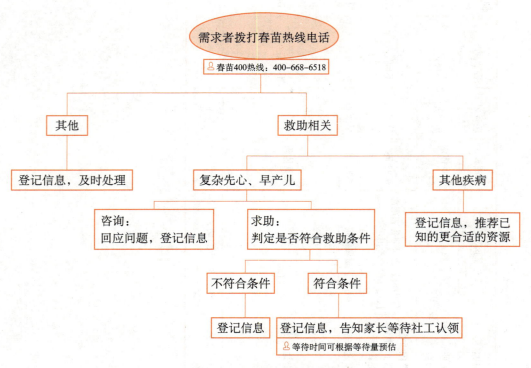

附图1 热线电话接听流程图

关条件者进入流程（急诊手术者需开具急诊证明），如不符合条件者则协助其链接更合适的资源。对于非求助类的咨询电话，登记信息并对问题给予相关回应。

接听热线电话并进行判定的示例如附表1所示。

附表1　接听热线电话问题与制定类型示例

问题	判定类型
我的孩子是复杂先心，这边可以帮助吗？ 我孩子是早产儿，家里实在是没钱。 我孩子得了白血病，希望你们能帮助一下。	救助相关：求助
我孩子的申请什么时候能审批下来？ 我联系不到×××（医务社工）了，他在办公室吗？ 我家孩子有先心病，医生说等半年之后再复查，看看是否能手术，预算要几十万元，请问可以救助吗？ 我朋友家孩子得了白血病，请问咱们基金会可以救助吗？	救助相关：咨询
我想做志愿者/实习生，怎么报名？ 我想捐赠一些物品，请问如何捐赠？ 我想去小花关爱中心参访，如何预约？ 我想咨询一下基金会是在招聘吗？ 我找一下×××（非医务社工）。	其他

（二）医务社会工作者接案

医务社会工作者在开案前，需做好接案相关准备，了解求助信息表上的基本信息，并与服务对象联系，再次评估，如附图2所示。服务对象依然符合救助条件则正式接案并备案登记，不符合条件须告知申请者并做结案登记。

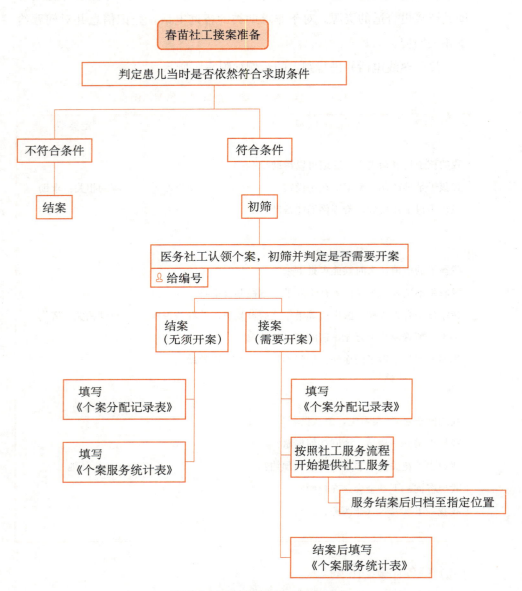

附图 2　医务社会工作者接案准备

　　医务社会工作者接案后，会在第一时间得知求助日期、患儿姓名、性别、出生日期、就诊医院、病种等基本信息，如附表 2 所示。

附表 2　个案基本信息

求助日期	
患儿姓名	
性别	
籍贯	
出生日期	
如何得知	
是否等待	
联系方式	
年龄	
医院	
病种	
详细情况	缺口： 手术方案： 预算： 自筹： 外债： 其他：
医保情况	
是否公示	
电话时长	
备注	
最新情况	

二　经济救助申请表

（一）需求评估

医务社会工作者需要与服务对象预约面谈时间，准备好相关资料，收取申请表，收集医疗基本情况、患儿基本情况、家庭基本情况，评估目前就医过程中的需求情况，并需要与第三方人员进行核对了解。

根据收集的各项情况进行综合评估，分析患病家庭及患儿提出的系列问题及需求，并对患儿身体状况、医疗评估、主要照顾者、社会支持系统及其他方面进行专业评估和判断。

医务社会工作者与服务对象初次访谈及进行第三方审核时所做的需求评估，具体流程如附图 3 所示。

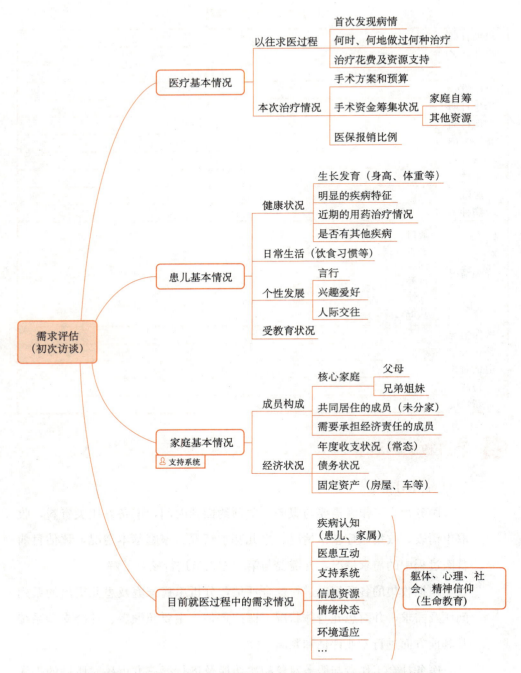

附图3　医务社会工作者需求评估（家庭信息和就医状况评估）

（二）春苗基金会救助申请表

符合申请条件者需要提供春苗基金会救助的申请表格，申请表可在官方网站上"我要求助"栏目获取。

北京春苗慈善基金会贫困家庭患儿救助申请表

北京春苗慈善基金会（以下简称春苗基金会）：

我是_____（患儿姓名）的监护人。该儿童患有_____病，因家庭经济收入较低，无力承担全部治疗费用，现向春苗基金会小苗医疗项目申请救助，以协助完成患儿治疗。

作为监护人，我们充分了解_____病治疗作为医疗行为所存在的不确定性及各种风险，并已做好认定治疗方案及承担治疗风险和后果的准备。我们承诺按照春苗基金会的有关要求到其合作医院治疗。我们知道，医疗救助期间，公益组织只负责按照承诺救助患儿治疗费用，并根据春苗基金会的经验提供医疗建议，我们自行负责与医院沟通并确定医疗方案，并依法承担治疗结果。对于任何由于治疗失败、事故或者其他原因引起的病变、损伤、加重病情或者死亡，均由我们按照有关法律法规与医院协商解决，并各自承担责任，与春苗基金会无关。

监护人签字：

日　　　期：_____年____月____日

本申请表的递交受理不代表患儿必将得到春苗基金会的医疗救助

申 请 须 知

（1）本患儿救助申请表由春苗基金会制作，解释权归春苗基金会所有。

（2）本项目救助对象为18周岁（含18周岁）以下具有中国国籍并具有手术适应证的患先天性疾病的贫困家庭儿童。

（3）所有申请资料须由患儿的法定监护人负责填报，并保证所有资料的真实性和完整性；确保通信方式的有效性，如有变更应立即通知春苗基金会；对填报有实际困难的，可以由志愿者协助填报并签字，其监护人按红手印。

（4）凡春苗基金会核定救助的患儿，其治疗方案的认定及治疗风险和后果由患儿监护人自行承担。如出现医疗事故，患儿监护人自行和医院协商解决。

（5）对于申报过程中出现的虚假、伪造或隐瞒等不实行为，春苗基金会有权立即终止救助，并有权向相关责任方追索春苗基金会的全部损失，情节严重者将依法追究其法律责任。

（6）所有进入春苗服务流程的患儿监护人均有责任和义务向春苗基金会提供必要的反馈信息和影像资料等；积极配合春苗基金会出于公益目的的宣传和采访，包括但不限于同意使用患儿的照片、录像等资料。

（7）所有资助款（含所有捐款）原则上只能用于医疗救助，直接拨款至申请人所在医院账户。所筹善款如果超出患儿的治疗费用，患儿治疗结束后，将转给其他需要救助的孩子。

（8）按照春苗基金会公益活动公开原则，患儿及患儿家庭情况等信息将被公开，患儿监护人对此表示理解并同意。

（9）所有申请资料，一旦递交，不予返还，由春苗基金会归档封存。

请监护人认真阅读上述内容，如无异议，请将下面的一段话抄写一遍：

（我确认已经阅读并理解了以上全部条款，并同意全部条款及所有申报规定。）

监护人签字：

日　　期：_____年___月___日

患儿基本信息

患儿姓名		出生日期	年 月 日	性 别	
患儿身份证号				民 族	
患儿病情确诊				体 重	
患儿医保情况	□ 新农合　□ 城镇医保　□其他　□无，原因：				
患儿医保报销比例	□知道_____%　□不知道				
家庭常住地址					
监护人姓名		监护人身份证号			
与患儿关系		联系电话 （最好多个）			

本次拟定治疗情况

就诊医院		治疗方案	□手术，手术方案 □非手术，治疗方案	
治疗费用预算		治疗费用缺口		主治医生

家庭为本次治疗自筹费用

本次总共筹集治疗费_____元，其中自有_____元、借款_____元、贷款_____元

其他机构申请情况

机构名称	申请日期	是否批复	资助额度

家庭经济情况

家庭年总收入	_____元	家庭年总支出	_____元
家庭成员有无低保	□ 无　□ 有_____人有低保，每人每月_____元		

家庭所有成员					
与患儿关系	姓 名	年 龄	主要工作	年收入（元）	身体状况

家庭债务情况			
借 债 时 间	借 款 来 源	债 务 金 额	债 务 用 途

村委会/街道办证明人		
村委会/街道办 负责人姓名	职务	电话

非亲属证明人 （不得与上述村委会/街道办证明人相同，可以是你的邻居、朋友或同事等）			
证明人姓名	与申请人的关系	身份证号	电 话

本人保证上述所填写的资料正确无误并愿意承担因虚报引起的法律责任。

监护人签字：

日　　　期：_____年___月___日

★ 除完整填写上述申请表外，还需提供下一页的证明材料！

以下 1～6 证明材料均必须提供，否则将会影响您的申请！

1	家庭自述材料	请另附纸张说明家庭经济情况以及困难原因
2	患儿身份证明	户口页或者出生证明复印件；如两者都没有，须当地派出所开具身份证明函
3	患儿检查报告	复杂先心患儿提供最新的超声检查报告 1 份； 早产儿提供最新的诊断证明 1 份； 其他疾病患儿可提供相关的最新检查报告或诊断证明（此类材料提交复印件即可）
4	照片（纸质或电子版均可）	患儿近期 5 寸生活照 1 张
		家庭成员照片：全家福近照或陪同就医的家属与患儿的合影
		家庭房屋照片至少 3 张：房屋整体外观 1 张、屋内不同角度 2 张（房屋必须是目前常居住房屋，常年在外租住房屋则可提供租住房屋的照片）
5	患儿父母或监护人身份证明	身份证正反面复印件
		户口页复印件
6	家庭困难证明	户籍所在地或常住地**两级政府盖章**的家庭困难证明 1 份： ● 城镇居民：需盖有居委会和街道办两级公章 ● 非城镇居民：需盖有村委会和乡（镇）政府两级公章 （原件、复印件或扫描件均可，保证文字和公章清晰）
7	其他证明材料	低保证复印件、低收入证明复印件、残疾证复印件或其他可证明家庭困难情况的材料等（此类材料如果没有可不提供）

（三）信息收集表

医务社会工作者约患病家属进行初访，在面谈时依据信息收集表收集相关资料：患儿本次治疗相关信息、患儿基本情况、患儿家庭成员情况、家庭经济状况、求医过程等。

小苗医疗社工服务——信息收集表（第一部分）

填写指导：

1. 本表为手写版，请保证字迹清晰可辨认、纸面整洁。

2. 请在符合选项前的□上画"√"，需要特别说明的请在横线上注明。

患儿编号	XM		患儿姓名		服务社工	
访谈日期	_____年___月___日		访谈方式	□ 电话 □ 面谈	开始时间	
					结束时间	
访谈对象	□ 患儿父母 □ 患儿父亲 □ 患儿母亲 □ 其他				访谈时长 （分钟）	

患儿本次治疗相关信息

来京时间	_____年___月___，至今共___天
在京照顾人	□ 妈妈 □ 爸爸 □ 奶奶 □ 其他人员：_____
病情诊断	□ DORV □ TGA □ PAA □ TECD □ TOF □ COA □ APOCA □ AAOCA □ GLEEN □ TAPVC □ PAPVC □ IVS □ PH □ 其他
治疗进展	□ 等待检查 □ 完成检查等待住院 □ 已住院等待手术 □ 术后监护 □ 其他：_____

手术方案	□ 根治 □ 分期		预算费用	
家庭自筹 费用构成	自有存款		亲友借款	
	平台筹款	□ 水滴筹：发起时间为___月___日；截至访谈时筹集_____元。 □ 轻松筹：发起时间为___月___日；截至访谈时筹集_____元。 □ 无 □其他：_____。		
	贷款及 利息	□ 有（□ 银行贷款 □ 个人贷款 □ 信用卡透支 贷款/信用卡：_____元 利息：_____元） □ 无		
	总共自筹费用：_____			

自筹费用 使用情况	● 总花费_____元。 （1）来京至今生活费：共_____元。 ① 租房_____元/天，共_____元。 □平房 □地下室 □家庭旅馆 □宾馆 □可做饭 □有窗（可多选） ②生活费：___元/天，共_____元。 □三餐___元，□交通___元，□婴儿用品___元，□其他_____。 ③ 其他：_____。 （2）住院前检查费：共计___元，其中超声___元、CT___元、心电图___元、抽血___元、造影___元，其他___元。 （3）路费：共计___元，其中___元/人；预留生活费___元。 ● 该家庭现可用治疗资金_____元。 ● 备注说明：_____。

申请其他资源情况	☐ 爱佑　　○未批复说明　○已批复。 ☐ 搜狐　　○未批复说明　○已批复，金额：_____元。 ☐ 慈缘　　○未批复说明　○已批复，金额：_____元。 ☐ 海星　　○未批复说明　○已批复，金额：_____元。 ☐ 彩虹桥　○未批复说明　○已批复，金额：_____元。 ☐ 其他：_____。

患儿基本情况

年龄		身高/长（cm）		体重（kg）	
是否有疾病特征	☐ 是（○蹲踞 ○杵状指 ○嘴、手、脸青紫 ○喘气重 ○呼吸困难 ○喂奶困难 ○浮肿 ○腹胀 ○心衰 ○其他：_____） ☐ 否				
是否影响生长发育	☐ 是（○不会翻身 ○不会坐 ○不会爬 ○不会站立/走 ○矮小 ○瘦弱 ○其他：_____） ☐ 否				
是否需要吃药	☐ 是（药量、次数等） ○地高辛：_____　　○波生坦：_____ ○补钾利尿：_____　　○其他：_____ ☐ 否				
是否有其他疾病	＊不包括感冒、肺炎类的常见病 ☐ 是　疾病名称、治疗情况：_____ ☐ 否				
饮食精神状况	精神：☐ 良好　☐ 一般　☐ 不理想，具体描述：_____。 饮食：☐ 母乳　☐ 奶粉，品牌_____，一次奶量_____ml，一天___次。 ☐辅食：_____。 ☐正常饮食　☐偏少　☐很少，原因_____。 睡眠：白天____小时，晚上____小时。				
心理状态	☐ 不适用（＜6 岁） ☐ 良好　☐ 一般　☐ 不理想，具体描述：_____。				
兴趣爱好	☐ 不适用（＜3 岁） ☐ 爱好：_____。				
语言沟通能力	☐ 不适用（＜2 岁） ☐ 普通话　☐ 方言				
受教育状况	☐ 未受教育（＜3 岁） ☐ 已受教育 ☐ 幼儿园（○小班　○中班　○大班，学费_____元/月） ☐ 上学（○小学____年级　○初中____年级　○高中____年级，学费_____元/学期）				

生活习惯和人际交往状况	□ 不适用（＜3 岁） 生活习惯： □ 良好　□ 一般　□ 不理想，具体描述：○口对口喂食 ○爱吃快餐 ○不吃早餐 ○不爱喝水 ○爱喝饮料 ○挑食 ○捡脏东西吃 ○生活没有规律 ○打游戏时间过长 ○吮指和咬唇　○其他：_____ 人际交往： □ 良好　□ 一般　□ 不理想，具体描述：○不爱说话 ○不自信 ○害怕 ○依赖 ○自我中心○不合群 ○其他：_____		
医疗保险及报销情况	□ 新农村合作医疗保险　□ 城镇居民医疗保险 □ "一老一小" 医疗保险（仅北京户口适用） □ 自费 ○异地结算　○回家报销　○跟监护人报销 ○其他	一般情况报销比例	□本省 □外埠 □不清楚
	大病救助补贴（二次报销）：□ 不清楚　□ 无　□ 有，金额_____元		
求医过程	详情见附件。		

患儿家庭成员情况

（如果家庭成员有身体疾病，需要写清楚病情、患病时间、之前的治疗情况、目前的病情和治疗情况、目前的治疗费用、费用由谁承担等。）

家庭结构图：

家庭总人口数				_____口人	户口性质		□ 农业　□ 非农业
与患儿关系	姓名	年龄	工作	民族	信仰	文化程度	健康状况
					□无 □佛 □伊斯兰 □基督 □其他	□无□小学□初中□高中□大学□研究生	□良好 □一般 □患病 病情：_____
					□无 □佛 □伊斯兰 □基督 □其他	□无□小学□初中□高中□大学□研究生	□良好 □一般 □患病 病情：_____
					□无 □佛 □伊斯兰 □基督 □其他	□无□小学□初中□高中□大学□研究生	□良好 □一般 □患病 病情：_____
					□无 □佛 □伊斯兰 □基督 □其他	□无□小学□初中□高中□大学□研究生	□良好 □一般 □患病 病情：_____
					□无 □佛 □伊斯兰 □基督 □其他	□无□小学□初中□高中□大学□研究生	□良好 □一般 □患病 病情：_____

				□无 □佛 □伊斯兰 □基督 □其他	□无□小学□初中□高中□大学 □研究生	□良好 □一般 □患病 病情：＿＿＿＿
补充说明	（1）家庭社会支持网络状况：主要指其他重要家庭成员，包括和患儿家庭共同居住的成员，以及需要患儿家庭承担相应经济责任的成员，如父母的兄弟姐妹等的情况。 （2）其他特殊情况说明（离异、亡故、其他子女负担等）。					

家庭经济状况

家庭年收入情况（元）		家庭年支出情况（元）	
□打工 □种地 □低保 □自营 □其他		□基本生活费 □孩子上学 □老人医药费 □人情往来 □其他	

＊特殊说明：

家庭住房状况	（1）□自有房屋　□租用房屋　□在亲友处借住　□其他。 （2）□土坯房　□简陋木板房　□平房　□两层及以上砖房　□购买楼房。 （3）居住＿＿＿年共＿＿＿间/＿＿＿ m²。 　　租住地点：＿＿＿＿＿＿＿＿＿＿＿＿＿＿租金＿＿＿＿＿＿＿＿（月／年） （1）装修情况：□简装　□精装　□无装修。 （2）其他：＿＿＿＿＿＿＿＿＿＿＿＿＿＿＿。

家庭债务情况（总额：＿＿＿＿＿＿＿元）
（备注：是否有借贷凭证？如果是贷款需要注明利息。）

借债时间	债务金额（元）	借债对象	债务用途	备　注

单附：求医过程信息（字迹清晰）

求医过程

文字描述：

（1）×年×月，如何发现，在××医院进行××治疗，花费××元，其中住院××元，生活费××元等。

（2）依照时间顺序记录治疗情况、费用情况，需要用语言描述并串联整个过程。

（3）需了解的费用情况包括：门诊检查费、住院治疗、大额调养费、药费、其他费用（交通、生活等）。

内容：

自发现病情后到目前（不包含本次住院押金），患儿家庭因治病所承担的各类费用总额：_____元

门诊检查费：_____元。

住院治疗费：_____元。

其他费用（交通、生活等）：_____元。

大额调养费、药费：_____元。

报销费：_____元。

（四）初访评估表（医疗-家庭-社会评估表）

医务社会工作者在面谈时，需要通过初访评估表向患儿家属了解对疾病的认识与态度、生病对患儿及家庭的影响的表现，对家庭能力及社会支持状况做出评估。

小苗医疗社工服务——初访评估表（第二部分）

一、疾病认知及影响

1. 你了解先心病吗？知道如何治疗和护理先心病患儿吗？

A. 了解　　　　　B. 部分了解　　　　　C. 不了解　　　　　D. 其他

2. 你了解自己孩子的情况吗？如病情严重程度、需要接受什么样的治疗、治疗方案、手术风险、预后等。

　　A. 全部了解　　　　B. 部分了解　　　　C. 都不了解　　　　D. 其他

3. 你是怎么向孩子解释生病、治病这些事情的？

　　A. 不适用　　　　　　　　　B. 让孩子了解病情，安慰孩子

　　C. 和孩子说一部分　　　　　D. 隐瞒病情

　　E. 其他

4. 生病对孩子的影响表现在哪些方面？

　　A. 影响孩子饮食　　　　　　B. 影响孩子生长发育

　　C. 影响孩子行动　　　　　　D. 影响孩子人际交往

　　E. 影响孩子精神状态　　　　F. 其他

5. 孩子是否适应目前的生活环境（侧重来京的患儿，与之前的生活环境相比）？

　　A. 适应　　　　　B. 一般　　　　　C. 不适应

6. 给孩子治病期间，你有以下哪些情绪感受？

　　A. 情绪平稳　　　B. 紧张　　　　C. 害怕　　　　D. 失望

　　E. 焦虑　　　　　F. 其他

二、医患互动

1. 你了解医院治病的大概流程吗？

　　A. 了解　　　　　B. 一般　　　　　C. 不了解　　　　　D. 其他

2. 关于现阶段孩子治疗的事情，你自己可以独立与医生沟通吗？

　　A. 可以　　　　　B. 一般　　　　　C. 不可以　　　　　D. 其他

3. 和医生沟通能否达到你的目的？

　　A. 可以　　　　　　　　　　B. 可以得到一部分信息

　　C. 不可以　　　　　　　　　D. 不适用

4. 在医患互动方面，有需要协助解决的困难吗？

A. 无

B. 有（说明需要哪部分的帮助：　　　　　　　　　　　　　　　）

5. 你对目前就医的状态有什么感受？

A. 良好　　　　　　　B. 一般　　　　　　　C. 就医难　　　　　　D. 其他

三、社会支持

1. 你的家庭关系如何？

A. 良好　　　　　　　B. 一般　　　　　　　C. 不好

2. 家里人是否都支持为孩子治疗？

A. 支持　　　　　　　B. 一般　　　　　　　C. 不支持

3. 针对目前面临的困境，有哪些人可以帮助你？（包括资金、生活、精神支持等方面）

A. 家人　　　　　　　B. 朋友　　　　　　　C. 邻里　　　　　　D. 社会人士

E. 其他

四、家长能力

1. 你平常会通过哪些方法获取护理和康复的相关信息？

A. 网络　　　　　　　B. 医生　　　　　　　C. 病友群　　　　　　D. 其他

2. 你想了解更多的护理和康复信息吗？

A. 想　　　　　　　　B. 不想

3. 你是否了解医院周边的住宿、吃饭、购物等信息？

A. 了解　　　　　　　B. 一般　　　　　　　C. 不了解

4. 请根据自己的实际情况对以下日常生活中的基本的能力进行评估：识字、写字；发短信、拍照片；QQ、微信、微博等；乘公交、乘地铁。

A. 都擅长　　　　　　B. 部分擅长　　　　　C. 都不擅长

（五）第三方人员审核表

医务社会工作者需要向第三方人员收集相关信息，如村委会或社区负责人、非直系亲属等，至少需要 2 名第三方人员。

小苗医疗社工服务——第三方人员审核表（第三部分）

访谈日期	年　月　日	访谈人	□跟进社工　□实习生/志愿者

访谈对象

□村委会/社区负责人　□非直系亲属　姓名：＿＿＿＿　职务/关系：＿＿＿＿

联系方式：＿＿＿＿＿＿　用时：＿＿＿＿

家庭状况

总人数：＿＿＿＿＿口人

成员：□爸爸 □妈妈 □爷爷 □奶奶 □患儿 □兄 □弟 □姐 □妹

□其他：＿＿＿＿

家庭关系：□正常 □矛盾

收入

成员1：＿＿＿＿　□种地 □打工 □上班族 □低保 □其他　＿＿＿＿收入/年

成员2：＿＿＿＿　□种地 □打工 □上班族 □低保 □其他　＿＿＿＿收入/年

成员3：＿＿＿＿　□种地 □打工 □上班族 □低保 □其他　＿＿＿＿收入/年

成员4：＿＿＿＿　□种地 □打工 □上班族 □低保 □其他　＿＿＿＿收入/年

其他成员：＿＿＿＿＿＿＿＿＿＿＿＿＿＿＿＿＿＿＿＿

债务□不清楚　□无债务　□有债务＿＿＿＿＿＿＿＿＿＿＿＿＿＿＿＿。

健康状况

成员1：＿＿＿＿＿＿＿＿＿＿＿＿＿＿＿＿＿＿＿＿＿；

成员2：＿＿＿＿＿＿＿＿＿＿＿＿＿＿＿＿＿＿＿＿＿；

成员3：＿＿＿＿＿＿＿＿＿＿＿＿＿＿＿＿＿＿＿＿＿；

其他成员：＿＿＿＿＿＿＿＿＿＿＿＿＿＿＿＿＿＿＿＿。

房屋

(1) □自盖房屋 □租用房屋 □亲友借住 □购买楼房　□其他：＿＿＿＿居住年限＿＿＿＿。

(2) □土坯房 □简陋木板房 □平房 □两层及以上砖房 □其他：＿＿＿＿＿＿＿＿＿。

其他状况（申请大病补贴，最高＿＿＿＿元）

(1) 当地贫困程度：□贫困 □一般 □中等及以下 □中等偏上 □富裕

当地人均收入：＿＿＿＿＿。

(2) 患儿家庭贫困程度：□贫穷 □困难 □一般 □中等及以下 □中等偏上 □富裕。

（六）初访综合评估分析表

医务社会工作者根据上述信息收集表、初访评估表、第三方人员审核表进行综合评估，并分析家庭结构、目前问题等内容，归纳总结评估结果，形成初访综合评估分析表。

初访综合评估分析表

一、家庭结构图（图片）

二、患病家庭分析（对应初访＋评估表）

患儿主要/ 次要问题	经济问题：	
	情绪问题：	
	病房/疾病适应：	
	其他：	
家庭主要/ 次要问题	经济问题：	
	情绪问题：	
	医患问题：	
	疾病适应/照顾问题：	
	其他：	

评估结果（术前）	
儿童身体状况评估	
医疗评估	
主要照顾家庭评估	
社会支持体系评估	
其他方面评估	

（七）确立服务目标和制订服务计划

医务社会工作者根据分析的评估结果，通过目标和服务计划表确定干预目标、服务计划以及采用的理论与模式。

目标和服务计划表

		总目标：
干预目标	具体服务目标	
	服务计划	
理论模式-直接服务		

（八）介入服务

医务社会工作者根据患儿治疗时长、不定期病房探视、与医护团队了解病情进展情况、链接需求资源、协助适应医院疾病等项目，协助家属处理各情况，继续评估，并修改、完善处理策略。

1. 过程服务记录简表

过程服务记录简表，主要用于记录日常电话沟通和实地服务内容，便于整理服务时长及保留工作痕迹。

（×××）社工过程服务记录简表

服务日期	社工	服务方式	服务内容简介	服务记录详情（过程服务记录详表）	服务时长	交通时间	撰写档案时长
2018/3/28	××	电话跟进	接案。约见访谈并准备访谈提纲及资料。	—	10	0	5
2018/3/30	××	实地跟进	完成初次访谈。	见过程服务记录详表	50	40	20
…	…	…	…	…	…	…	…
合　计					60	40	25

备注：服务时长以分钟计。

2. 过程服务记录详表

过程服务记录详表的主要功能是便于医务社会工作者在服务中做摘要式整理，记录节点分别是术前和术后，分别可进行1～2次记录，包含病情资料、主要问题及介入工作内容、未来工作计划、督导建议等。

小苗医疗项目——过程服务记录详表

患儿姓名		社工姓名	
服务次数		记录时间	
服务目标			

病情：

社工介入：

社工签名：

建议：

督导签名：
时间：

3. 手术资金审批表

医务社会工作者在完成相关评估后，向项目提出所需要的资金申请等资源，进行基金会内部资源链接。若患儿及家庭仍有其他需求，医务社会工作者通过手术资金审批表协助申请或链接外部资源。

小苗医疗项目——手术资金审批表

<table>
<tr><td rowspan="11">患儿及其家庭基本情况</td><td>姓名</td><td></td><td>性别</td><td></td><td colspan="2">出生日期</td><td></td><td>籍贯</td><td></td></tr>
<tr><td>监护人</td><td></td><td>与患儿关系</td><td></td><td colspan="2">身份证号</td><td colspan="3"></td></tr>
<tr><td>病情诊断</td><td colspan="8">先天性心脏病/其他疾病名</td></tr>
<tr><td>既往手术</td><td colspan="8"></td></tr>
<tr><td>患儿现状</td><td colspan="8"></td></tr>
<tr><td>治疗医院</td><td colspan="3"></td><td colspan="2">费用预算</td><td colspan="3"></td></tr>
<tr><td>手术方案</td><td colspan="5"></td><td>医保情况</td><td colspan="2"></td></tr>
<tr><td>家庭年收入</td><td colspan="2"></td><td colspan="2">家庭年支出</td><td></td><td>总体债务</td><td colspan="2"></td></tr>
</table>

<table>
<tr><td rowspan="7">社工评估情况</td><td>本次
自筹费用</td><td colspan="2">自有</td><td colspan="2">借款</td><td colspan="2">贷款</td><td></td></tr>
<tr><td>其他资助</td><td colspan="7"></td></tr>
<tr><td>已筹费用
使用情况</td><td colspan="7">总计：_____元，包括①已花费金额_____元（彩超、心电图_____元，其他检查费用_____元，在京逗留_____天，生活上已花费_____元，来京路费_____元等）。②预留生活费_____元。</td></tr>
<tr><td>现可用费用</td><td colspan="2"></td><td colspan="2">现费用缺口</td><td></td><td>申请金额</td><td></td></tr>
<tr><td>补充说明</td><td colspan="7"></td></tr>
</table>

<table>
<tr><td>申请社工姓名</td><td colspan="4"></td><td colspan="2">申请日期</td><td colspan="2">年 月 日</td></tr>
</table>

<table>
<tr><td rowspan="13">资金评审及款项使用记录</td><td colspan="5" align="center">评审记录</td><td colspan="2" align="center">拨款记录</td></tr>
<tr><td>评审内容</td><td>评审日期</td><td>评审结果</td><td>评审后金额</td><td>拨款日期</td><td>拨款金额</td></tr>
<tr><td>资金审批表</td><td>□有
□无</td><td>□通过
□未通过</td><td></td><td></td><td></td></tr>
<tr><td>网络募款</td><td>□有
□无</td><td>□通过
□未通过</td><td></td><td></td><td></td></tr>
<tr><td>变更资助申请</td><td>□追加
□减少</td><td>□通过，有附件
□未通过，有附件</td><td></td><td></td><td></td></tr>
<tr><td>余额退回家长</td><td>□有
□无</td><td>□通过，有附件
□未通过，有附件</td><td></td><td></td><td></td></tr>
<tr><td colspan="6">其他相关记录（如退款给基金会，需要记录退款时间和金额等）</td></tr>
<tr><td>实际资助金额</td><td></td><td>填写社工姓名</td><td></td><td>完成日期</td><td>年 月 日</td></tr>
</table>

4. 补助款项申请表

医务社会工作者在提供服务过程中发现服务对象的家庭在治疗期间由于经济上的压力造成患儿无法顺利完成就医时，春苗基金会会根据具体情况为服务对象提供部分补助，希望可以缓解服务对象家庭在求医治疗期间的生活压力，能让他们有更多精力用于患儿的护理。补助金平均每人次最高 2 000 元，每人不能申请超过 3 次。

小苗医疗项目贫困患儿补助款项申请表

此款项仅用于支持患儿家庭的部分生活费、交通费、复查费和药费，批复结果会根据申请者的需求和项目资源综合考量，感谢您的配合！

患儿姓名		性别		出生日期			籍贯	
监护人姓名		联系方式			与患儿关系			
监护人身份证号					申请金额			

申请理由〔此部分由家长填写，需要说明：（1）本次治疗期间自筹费用的使用和结余情况。（2）申请补助的原因。（3）所申请的补助款项构成，如生活费 500 元，每天 100 元，共 5 天〕：

签字：　　　　　日期：　　年　　月　　日

一线社工意见：
以上情况是否属实（请在对应项的横线上画 √）：是_____否_____
补充说明：

建议批复金额：_____元
其中生活费_____元、交通费_____元、复查费_____元、药费_____元

签字：　　　　　日期：　　年　　月　　日

项目经理意见：

签字：　　　　　日期：　　年　　月　　日

5. 协议书

医务社会工作者提交资金申请并审核通过后，需要与患儿监护人签署协议，达成共识并共同遵守。

北京春苗慈善基金会贫困家庭患儿受助协议

救助方（甲方）：北京春苗慈善基金会（以下简称春苗基金会）

受助儿童监护人（乙方）：　　　（身份证号码：_____）

受助儿童（丙方）：_____性别：_____出生日期：_____

病情诊断：_____

就诊医院：_____

鉴于甲方系为 0～18 周岁患有先天性疾病的孤儿及贫困患儿筹集医疗资源、提供医务社工服务的慈善组织；丙方患有_____疾病，乙方系丙方的监护人，因家庭经济困难急需医疗救助。

现根据乙方申请，甲方与乙方就受助儿_____在_____医院疾病治疗期间的救助事宜达成如下共识并共同遵守：

一、救助方案

1. 甲方根据医疗专家团队确定的复杂先天性心脏病病种限额资助标准，确定此次手术所需费用预算约为_____元。结合丙方病情医疗评估及家庭情况，甲方根据医疗救助原则确定救助方案如下：

1）郑重声明

如果患儿家长在申请春苗基金会之前（或同时）申请了其他机构资助，优先使用其他机构资助和家庭自筹费用，甲方资助的剩余费用将退回春苗基金会账户。

2）资助计划

甲方计划资助患儿_____不超过_____元的医疗救助款，款项将直接支付至_____账户。如最终实际花费未达到春苗基金会复杂先天性心脏病病种预算_____元，执行上述"郑重声明"中的优先原则，剩余资助款退回春苗基金会账户。

3）有效期

此资助计划执行有效期为甲方反馈之日起 60 天内，如果丙方在此时限内不能完成手术治疗，资助计划将自动失效。如患儿需要，甲方可根据患儿的病情和春苗基金会项目款情况重新评估并确定新的资助方案。

甲方的救助义务仅限于本协议约定额度内的治疗费用拨付及管理。乙方在接受救助并签署本协议时应充分考虑并预见到可能出现的费用缺口。

2. 丙方救治过程中产生的交通食宿费用及其他费用均由乙方自行承担；丙方在此次手术后的一切恢复及治疗费用，由乙方自行承担，与甲方无关。

二、甲方在医患关系上的角色和作用

医疗救助期间，甲方作为公益组织只负责按照承诺救助治疗费用，并根据甲方的经验提供医疗建议，乙方自行负责与医院沟通并确定医疗方案，并依法承担手术结果。**对于任何由于自身原因引起的病变、损伤、加重病情或者死亡，均由乙方和丙方按照有关法律法规与医院解决，与甲方无关。**

三、乙方义务

1. 乙方需要向甲方和医院毫无隐瞒地提供丙方过去和现在的所有医疗情况，因为乙方隐瞒或者疏于告知丙方病情，导致的治疗费用增加、病变、损伤、加重病情或者死亡等后果由乙方自负。

2. 救助期间，乙方应按接诊医院的要求安排丙方进行必要的体检，体检费用由乙方承担；乙方应严格遵守医院的各项规章制度，积极配合甲方和医院的各项工作，并保证丙方和其他家属遵守前述约定。

3. 救助期间，乙方应及时向甲方告知自筹资金或其他资助和捐赠进展，并配合甲方开展的救助工作并完成术后回访、捐赠人反馈等工作。

四、特别说明

鉴于甲方安排的资助款项均来源于甲方自有资金或社会捐赠，甲方有义务向社会或特定捐赠人公开救助情况，**乙方及乙方家庭情况（包括患儿及家庭照片、病情以及治疗情况等）将不可避免地被予以公开，对此，乙方知晓并同意。**

乙方及丙方同意，**对于甲方确认资助并在指定医院救治的丙方及包括乙方在内的家属的文字资料、照片、视频等全部资料，甲方和救治医院可以在医疗、慈善、宣传等公益范围内合理使用，**但不得用于商业用途，亦不得在未征得同意的情况下提供给其他第三方使用。

乙方不得擅自接收经甲方推介而来的捐赠人资助，如遇此情况必须及时与甲方沟通。

五、甲方有权终止救助的情形

有如下情形时，甲方有权随时终止救助，并电话通知乙方：

1. 丙方接受救助的治疗完毕，或者丙方经治疗康复出院。

2. 乙方或丙方其他家属在申报过程中出现伪造材料或隐瞒信息等不实行为。

3. 因现有的医疗条件限制或丙方病情危重，导致无法完成对丙方的救助。

4. 乙方或丙方其他家属隐瞒或疏于告知甲方其他病症，导致丙方治疗费用的增加、病变、损伤、加重病情或者死亡等后果。

5. 乙方或丙方其他家属不配合甲方救助工作，或者不配合医院的医疗工作、不遵守医院的规章制度等，导致丙方治疗费用的增加、病变、损伤、加重病情或者死亡等后果。

6. 经过术前检查，丙方不具备手术指征。

7. 乙方或丙方其他家属违反与甲方的约定，私自接受通过甲方而来的捐赠人的救助，且经甲方提示仍不改正的。

8. 由于手术失败、事故或者其他原因导致的不可救治的病变、损伤、加重病情或者死亡等结果。

六、争议解决

因本协议发生的争议，双方同意友好协商解决，协商不成，任何一方均有权提交甲方住所地有管辖权的人民法院诉讼解决。

七、其他

1. 本协议任何变动须以书面形式进行，并且需要履行与签署本协议相同的审批手续。

2. 本协议经甲乙双方签字后正式生效，对双方具有约束力。

3. 本协议正本一式两份，甲、乙双方各执一份，具有同等法律效力。

声明及签署：本人已仔细阅读本协议并特别注意了字体加粗的条款，对条款的含义及相应法律后果已全部知晓并充分理解，愿意遵守其全部内容。

甲方：北京春苗慈善基金会
　　　小苗医疗项目代表：（签字）　　　　　年　　月　　日
乙方：受助儿童监护人
　　　监护人：（签字）　　　　　　　　　年　　月　　日

（九）评估结案

1. 结案分类

根据患儿治疗情况，结案一般分为全程结案、服务中止结案、观察期结案三种情形。结案时需填写结案记录表。

（1）全程结案，指医务社会工作者自接案之后直至患儿完成本次手术治疗期间全程提供服务。包括：①正常服务至患儿治疗结束。②患儿先心手术之后/早产儿治疗中化作天使，不需要继续服务。全程结案的案例需要注意：结案时间以患儿出院离京为准，但如有部分患儿因需要在院外长期调养但不需要医务社会工作者继续跟进服务，经医务社会工作者评估之后可予以结案。

（2）服务中止结案，指医务社会工作者完成需求评估并持续服务，但由于以下 3 种原因医务社会工作者不再继续提供服务。包括：①患儿需调养、暂时不能手术或放弃治疗，医务社会工作者评估之后可以结案。②因春苗基金会不提供资金资助，征求患儿家长的意见后不需要医务社会工作者提供服务。③患儿尚未手术便化作天使，不需要医务社会工作者继续提供服务。

（3）观察期结案，指医务社会工作者在接案后决定进行观察，但并未进行需求评估，观察后确定患儿暂时不需要帮助，医务社会工作者不再继续提供服务。

结案记录表

结案类型及原因	
用药及复查	
其他注意事项	

（十）出院准备服务

1. 基金结账

患儿治疗结束后，需要到医院负责基金处办理挂账手续或者直接与负责医务社会工作者联系，不可自行结账，否则基金会资助款项将无法使用。基金结账和正常个人自付结账不同，根据医院与基金会合作模式，有以下几种情形。

（1）基金会资助款项发票单独从总花费里分割出来，分割发票额度≥资助额度。

（2）基金会资助款项不从总花费发票里分割，但会在发票上注释各基金会资助额度。

（3）基金会资助款项不在总花费发票背后注释，便于受助方报销，以缓解家庭困难及用于后期康复。

结账后，医务社会工作者将会收取出院发票、费用清单、出院证明等相关材料，作为结案的材料之一。

2. 出院安置服务

考虑到患儿是大病儿童，根据治疗结果，需要与医护团队沟通出院状况，若需要在京康复，则需要链接相关安置资源，如院外住所资源、康复检查资源等。若回家在社区康复，则需要电话跟进复查进展、吃药情况等，并进行康复指导。

（十一）定期回访

服务结案后，春苗基金会一般会进行两种回访：电话回访和实地抽样回访。

对于先心病术后孩子的定期回访，我们想要达到的目的如下：

（1）了解孩子术后家庭经济改善状况、生活和教育状况等。

（2）通过我们的工作来督促和指导家长，促进孩子的健康成长。

（3）以我们先进的医疗服务理念推动孩子的术后康复。

（4）联合当地的优势资源，促进部分家庭恢复正常运转及实现发展。

对于早产儿的定期回访相关制度，春苗基金会现正在探索中，故此不在这本手册中做详细叙述。

注意事项：

（1）对于术后1年内的孩子，回访重点可以集中于术后用药、复查、孩子身体恢复状况。

（2）对于术后2年内的孩子，回访重点应当放在孩子的医疗康复和健康成长上。

（3）对于术后3～5年的孩子，可以将重点放在孩子的教育、生活、兴趣培养、家庭关系及经济改善方面，在能力范围内可以协助其积极拓展相关资源。

1. 电话回访

电话回访，是指医务社会工作者针对不同类型的孩子，通过电话有针对性地进行回访。回访对象目前主要分为两种：一是正常接受救助结案的孩子，二是情况特殊但仍需医务社会工作者回访的孩子。

正常救助结案的孩子，需要按照所患疾病康复的关键周期进行跟进。目前先心病的孩子是按照1个月、3个月、6个月、1年、2年、3年、4

年、5 年的时间周期定期跟进，以把握孩子身体康复情况和家庭变化。1～6 个月是孩子康复的关键时期，医生会建议在出院后 1 个月、3 个月或者 6 个月时复查，因此这些时间点需要特别关注。

医务社会工作者会在孩子出院后 1～6 个月的康复关键期使用 1～6 个月回访记录表做回访记录。1～6 个月回访记录表侧重孩子身体恢复状况，6 个月回访时可以索要患儿照片。

1～6 个月回访记录表

回访时间		年　月　日		时长	分钟	回访社工	
案主情况	吃药、复查情况等	吃药情况（是否定时定量、剩余药量）： 复查情况（时间、地点、复查结果）：					
	心理、精神状态	患儿心理和精神状态： （对于稍微大一点的孩子则可以关心其性格是否开朗、伙伴关系、是否上学、学校环境及孩子表现）					
	饮食、身体变化	（饮食情况、体重是否有增长、身体是否有异样、活动规律等）					
家庭情况		（根据之前服务过程中了解到的情况有针对性地跟进，了解家庭是否遇到了新的问题）					
手术费用报销情况		是否已经报销： 报销比例及额度：					
其他特殊情况说明							
干预措施		（针对社工可以解决的问题或者可以协助解决的问题所采取的行动）					
总结							

医务社会工作者会在孩子出院后1～5年的康复期间通过1～5年回访记录表做回访记录。1～5年回访记录表侧重家庭状况及教育，注意索要患儿照片。

1～5 年回访记录表

案主姓名		回访状态	成功/失败（原因：电话空号、不接电话、不接受回访、没有时间等）	
回访时间 （日期、分钟）		年　月　日，　　　分钟		回访社工
案主情况	吃药、复查情况等	吃药情况（需要长期服用的药物是否有坚持）： 复查情况（何时何地复查，复查结果）： 二次手术［否/是（时间）判断是否需要帮助］：		
	心理、精神、教育状态	（性格是否开朗、伙伴关系、是否上学、学校环境及孩子表现、老师态度）		
	饮食、身体变化	（饮食偏好、饭量大小、身高体重增量、活动规律、兴趣爱好、特长培养等）		
家庭情况		（家庭经济恢复状况、外债、家庭及亲友关系是否维护良好、父母工作、是否有新的联系方式）		
其他特殊情况说明		（新添人口、化作天使、新的联系方式等）		
干预措施		（1）饮食指导、养育理念倡导等。 （2）（如有）以往的措施是否有效，相关问题是否得到解决。		

特殊案例的孩子主要是指具有如下情形的孩子：需要二次手术、二次手术前需要药物调养、未资助一次手术但需要二次手术、患先心同时伴有其他病症、术后需要长期服药、家庭中有其他孩子患病等。

（1）需要二次手术的孩子。

可以关注孩子目前的恢复状况，如满足怎样的条件才可以进行二次手术，目前是否与医生取得了联系，医生表示适合进行二次手术的时间是何时（主要目的是了解家长是否能够及时关注孩子的恢复情况，和医生联系时是否遇到了困难，需要哪些帮助等）。

（2）二次术前需要药物调养的孩子。

对于需要服用强心利尿药、降肺动脉高压药等药物的孩子，应关注有无按照医嘱服药，以及孩子的服药时间。如回访时发现家长能够按照医嘱给孩子服药，便不必再做特殊处理；如果回访时发现父母没有按照医嘱给孩子服药或记不清楚，可以由回访人员根据情况定期（建议每半月一次）跟进孩子的服药情况，督促家长按时按量给孩子服药。在服药结束后还应提醒家长及时带孩子复查。

（3）未资助一次手术但需要二次手术的孩子。

按照正常回访日期回访，并积极关注孩子二次手术时间安排、目前身体恢复状况、资金筹备状况等；部分孩子一次手术花费较大，两次手术的时间也比较接近，可以关注家长经济恢复情况、家庭支持继续治疗的决心、治疗费用准备情况、有无联系基金会的需要和打算。

（4）患先心同时伴有其他病症的孩子。

其他病症包括先天性或后天性疾病，先天性疾病如脊柱侧弯、脊柱裂、肛门闭锁、唐氏综合征等，后天性疾病如乙肝、外伤等。

（5）术后需要长期服药的孩子。

姑息手术术后或部分使用人工血管、瓣膜的孩子需要持续服用抗凝药物并定期复查，有些孩子甚至需要一直服用药物到二次手术；术后伴有继发性肺动脉高压的孩子，则需要服用降肺动脉高压的药物如波生坦等。对于这类需要长期服药的孩子，需关注孩子服药是否定时定量，服药效果如何，是否定期复查等。

（6）家庭中有其他孩子患病的孩子。

在术后回访过程中，如果发现受救助的孩子家里还有其他孩子患病，回访人员可在了解其他孩子的病情、年龄等信息后，每月一次将相关信息提交主管和项目经理，春苗基金会将适度协助其家庭寻求医疗资源和社会资源。

2. 实地回访

春苗基金会自 2011 年第一次开始对服务对象进行实地回访，以便真切地感受服务对象的家庭环境、所在地区的经济水平及术后恢复和护理情况。我们在此过程中发现：由于服务对象都来自偏僻贫困地区，普遍受教育程度低、各方面资源均比较匮乏，导致对医嘱的依从性较差、缺乏病人术后护理知识、新的需求无法得到及时解决等，进而影响了手术的效果，甚至错过再次手术的机会。因此，春苗决定每年年初对部分服务对象进行实地回访，以期逐步解决上述问题。

根据前期对服务患儿的分析，我们会确定实地回访的地区及要回访的患儿。目前春苗基金会已对北京、山西、天津、云南、贵州、河北、河南、陕西进行过实地回访。

后　记

　　此刻，回顾当时与所有医务社会工作者和主管一起投入撰写重症儿童救助服务内容与案例的情景，我还是有很深的感慨，也很激动。感慨的是，我们发现，这本书中汇集了先天性心脏病儿童与早产儿领域具有代表性的救助服务内容与经典案例；激动的是，我们磕磕碰碰，花了将近1年半的时间终于把救助服务内容与案例撰写好，梳理完毕并定稿。

　　撰写书稿让我们有机会领略春苗10年来在国内致力服务的这两个群体的综合性儿童医务社会工作的独特性与发展情况。与此同时，我们也希望接下来的医务儿童社会工作和综合性儿童社会工作领域还会有很大的发展空间。我们相信每位读者都会对其中那些吸引他们的案例细心品读，而我们想强调的是我们的医务社会工作者在服务中所遇到的一些重要的主题或者发展趋势，希望大家参与评论，也希望大家从不同的视角最终得出不同的学习心得。重要的是，我们认为这应该是一个多元化、多视角、多学科的领域，也希望这本案例选集能为专业从业者、学者以及其他读者提供一个实操的参考。

　　首先，本书针对重症儿童医疗救助服务和发展面临的突出问题，试图寻找突破性的解决方案，确保弱势儿童的声音能够被倾听；通过倡导和宣传扩大影响力，将项目成果最大化，为重症儿童的生活带来及时和持久的改变。这10年来的救助服务实践，是春苗儿童福利事业发展史上的一座座里程碑。

　　其次，我们在这本书里集结了使用了不同的理论、实操技术的各种案例，而这仅仅是医务社会工作领域很小的一部分。事实上，我们这本书的编写者除了社会工作专业背景的实务工作者，还有来自具有其他学科背景、处于不同岗位以及来自不同国家的社会工作者，这体现了我们这本书的内容所跨越的宽度。我们要把不同的编写者在不同的个案服务中富有特色的工作呈现出来。既然重症儿童群体服务涉及的范围如此之广，我们的操作与技术自然也应该更加丰富以适应不同类型的个案。

再次，救助类医务社会工作服务与儿童综合性社会工作的开展本身对一个儿童生命的影响是多重的，所以我们也应该关照到多个层面。在实际操作中，患儿及其家庭可能会面临各种复杂的情况：在千里迢迢来京期间以及等待手术期间，患儿的病情可能会有突发性的转变；患儿及其家庭可能面临医疗资金不足的巨大压力以及资源链接的不确定性；患儿的术后康复情况无法得到保证；患儿父母与家属面对多方压力，可能发生精神崩溃；等等。这些在实操中可能发生的复杂的情况，无法用三言两语总结为几个简单的固定步骤。因此，我们在这本书中只是尽可能地描述了社会工作者实际的工作场景，它是所有一线工作人员真实临床经验的写照。

当我们专注于重症儿童救助类服务与儿童综合性社会工作实操过程中的多样性时，是否意味着所有方案的价值都是一样的呢？绝不是。事实上，就这一点而言，每一个案例体现的理论与所运用的模式都是编写者们在对个案的实际需求进行评估后所选择的，我们必须认识到这些理论及模式因个案的不同而有所不同。每个编写者在写作过程中既展现了自己实施的服务方案，也检视了自己的理论与模式运用以及实务反思，整本书都是秉持这样的态度，非常注重专业性的评估、伦理与实践，同时也开放地去阐述服务中的局限性。事实上，我们既希望这本书能够为专业从业者提供关于重症儿童救助服务的指导方案、理论与模式运用等方面的借鉴，也衷心希望相关领域的研究者有兴趣对这些案例进行研究。

最后，在收集和编写经典案例的过程，我们意识到写作是我们社会工作者需要学习的专业能力之一，也是现今国内社会工作者比较欠缺的一项技能。事实上，我们呼吁高校也应该关注包括写作技能在内的对社会工作者的实务技能培训。

在编写本书的过程中，我们尽可能展示了这些案例中涉及的不同情境、不同服务和干预方案，也努力尝试进行多层面、多元化、综合、详尽的案例呈现，也许还有许多的不足之处，但是我们真诚地希望读者能够发现这些文字中流露出来的社会工作者对服务对象的那份关怀、真诚、同理心和尊重。我们希望书中的内容对专业从业者、研究者和对此感兴趣的读者都是有价值的，也能够真正服务于我们的服务对象群体。

北京春苗慈善基金会项目高级督导

刘伟雄

图书在版编目（CIP）数据

医务社会工作案例：重症儿童救助手册/北京春苗

慈善基金会主编．－－北京：中国人民大学出版社，

2022.2

ISBN 978-7-300-30254-6

Ⅰ．①医… Ⅱ．①北… Ⅲ．①小儿疾病－险症－诊疗

－手册 Ⅳ．①R720.597-62

中国版本图书馆 CIP 数据核字（2022）第 006023 号

医务社会工作案例：重症儿童救助手册

北京春苗慈善基金会 主编

Yiwu Shehui Gongzuo Anli：Zhongzheng Ertong Jiuzhu Shouce

出版发行	中国人民大学出版社			
社　　址	北京中关村大街 31 号		**邮政编码**	100080
电　　话	010 - 62511242（总编室）		010 - 62511770（质管部）	
	010 - 82501766（邮购部）		010 - 62514148（门市部）	
	010 - 62515195（发行公司）		010 - 62515275（盗版举报）	
网　　址	http://www.crup.com.cn			
经　　销	新华书店			
印　　刷	北京宏伟双华印刷有限公司			
规　　格	185 mm×260 mm　16 开本		**版　　次**	2022 年 2 月第 1 版
印　　张	14 插页 1		**印　　次**	2022 年 2 月第 1 次印刷
字　　数	205 000		**定　　价**	45.00 元

版权所有　侵权必究　印装差错　负责调换